U0786214

中医歌诀白话解丛书

药性歌括四百味白话解

（第二版）

总主编 郭栋
编著 张蕾 乔明琦

中国健康传媒集团
中国医药科技出版社

内 容 提 要

本书是《药性歌括四百味》的第二版。《药性歌括四百味》是一本学习中医的启蒙读物，乃明代医家龚廷贤所著。该书以四言韵语文体，介绍了392味常用中药的功效和应用，全书言简意赅，便于记诵，数百年来广泛流传，深受初学者的欢迎。但由于该书年代久远，有些文字比较深奥，又因四言韵文所限，不便于读者理解。为了满足初学者学习中医的需要，我们编著了本书，以龚氏之原文为基础，对原文作了注释和解说。本书语言简洁、明了，内容丰富、实用，适合于中医药院校学生阅读、研习。

图书在版编目（CIP）数据

药性歌括四百味白话解/张蕾编著.—2版.—北京：中国医药科技出版社，2016.2

（中医歌诀白话解丛书/郭栋，乔明琦主编）

ISBN 978－7－5067－8079－7

Ⅰ.①药… Ⅱ.①张… Ⅲ.①中药性味－方歌－译文－中国－明代 Ⅳ.①R285.1

中国版本图书馆CIP数据核字（2015）第315655号

美术编辑 陈君杞
版式设计 郭小平
文字统筹 赵士奎

出版 **中国健康传媒集团** | 中国医药科技出版社
地址 北京市海淀区文慧园北路甲22号
邮编 100082
电话 发行：010－62227427 邮购：010－62236938
网址 www.cmstp.com
规格 880×1230mm 1/32
印张 7 5/8
字数 152千字
初版 2012年6月第1版
版次 2016年2月第2版
印次 2023年11月第7次印刷
印刷 三河市百盛印装有限公司
经销 全国各地新华书店
书号 ISBN 978－7－5067－8079－7
定价 25.00元

再版前言

《药性歌括四百味》是一本学习中医的启蒙读物，乃明代医家龚延贤所著。该书以四言韵语文体，介绍了392味常用中药的功效和应用，全书言简意赅，便于记诵，数百年来广泛流传，深受初学者的欢迎。由于原书为古文所写，对现代初学中医的人来说，还有不易理解之处。为此，山东中医药大学中医学院的学科带头人与专业骨干一起，对原书逐字逐句地加以注释和白话解。注释简明扼要，白话解通俗易懂，以期让读者能更便利地了解原文的精髓。对学习和理解原书起到非常重要的辅助作用。

本书自2012年上市之后，深受读者的欢迎，经多次重印，仍供不应求，是大中专院校师生必备的简明中医实用读物。

本次修订，在初版的基础上，进一步完善白话解的内容，力求译文更加准确，更能反映原文的主旨。同时，为了提升读者的阅读感受，本次修订在装帧和纸张的选择上做了全新的设计。经过这些细节的打磨，本书更加实用，易学易记，可供中医爱好者、中医院校师生及中医临床工作者学习使用。

编　者

2016年1月

前　言

明代著名医家龚廷贤所著的《寿世保元》中有“药性歌括四百味”，后被摘出单独成书，名《药性歌括四百味》，是以四言韵文写成的中药歌诀。主要介绍392味药物的性味、功效、主治、服用禁忌等。该歌括文字精炼，简明扼要，基本上概括了药物的重要内容，且读之朗朗上口，便于初学者诵读记忆，是中医启蒙的佳作。

本书以龚廷贤原文为基础，对歌括加以注释和补充。总体上分为两部分，上半部分是歌括原文，下半部分是对歌括原文的译释。译释部分主要内容如下。

药名：歌括中有简化者，予以补全，如歌括中“白蔻”今作“白豆蔻”，“益智”作“益智仁”，“吴萸”作“吴茱萸”，“草蔻”作“草豆蔻”等；简化有疑义者，根据具体内容判定后补齐，如“蒺藜”，根据歌括文句，应为“刺蒺藜”而非“潼蒺藜”；有异名者，指出今通用名，如“腽肭脐”今作“海狗肾”，“人之头发”今作“血余”等。书后附药名索引，原药名与现通用药名均可按笔画查检。

【歌括】歌括文字、药物顺序都遵照底本，照录原文。

【注释】对歌括中难懂的字词进行注音和释义，以便易读易懂。

【白话解】对整段歌括的翻译注解。在忠实译释原文的基础上，适当地予以补充：每药下均按照今通常认识标明性味、归经，凡与原文性味认识不同者，皆注明以备参考；歌括中仅见功用者，简要补充相应的主治；歌括中仅有主治证者，简要补充相应的功效。歌括中涉及鬼神虚妄者，不予注解。

【用量用法】现代常规用量、用法和炮制方法。

【按语】歌括中未能反映的药物功效和主治，或对药物特点、临床应用的总结，相近药物的鉴别，以及临床使用注意事项等。

本书旨在忠实著作原义的基础上，对歌诀作适当的注解和补充，以期帮助初学者更好地理解歌括文句，全面掌握药物的性味功用，帮助诵读与记忆。因水平所限，疏漏谬误之处难免，敬祈方家匡正。

编　者

2012 年 3 月

目录

药性歌括四百味原文

诸药之性，各有奇功，温凉寒热，补泻宣通。
君臣佐使，运用于衷，相反畏恶，立见吉凶。
人参味甘，大补元气，止渴生津，调营养卫。
黄芪性温，收汗固表，托疮生肌，气虚莫少。
白术甘温，健脾强胃，止泻除湿，兼祛痰痞。
茯苓味淡，渗湿利窍，白化痰涎，赤通水道。
甘草甘温，调和诸药，炙则温中，生则泻火。
当归甘温，生血补心，扶虚益损，逐瘀生新。
白芍酸寒，能收能补，泻痢腹痛，虚寒勿与。
赤芍酸寒，能泻能散，破血通经，产后勿犯。
生地微寒，能消湿热，骨蒸烦劳，兼消破血。
熟地微温，滋肾补血，益髓填精，乌须黑发。
麦门甘寒，解渴祛烦，补心清肺，虚热自安。
天冬甘寒，肺痿肺痈，消痰止嗽，喘热有功。
黄连味苦，泻心除痞，清热明眸，厚肠止痢。
黄芩苦寒，枯泻肺火，子清大肠，湿热皆可。
黄柏苦寒，降火滋阴，骨蒸湿热，下血堪任。
栀子性寒，解郁除烦，吐衄胃热，火降小便。
连翘苦寒，能消痈毒，气聚血凝，湿热堪通。
石膏大寒，能泻胃火，发渴头痛，解肌立妥。

滑石沉寒，滑能利窍，解渴除烦，湿热可疗。
贝母微寒，止嗽化痰，肺痈肺痿，开郁除烦。
大黄苦寒，实热积聚，蠲痰润燥，疏通便闭。
柴胡味苦，能泻肝火，寒热往来，疟疾均可。
前胡微寒，宁嗽化痰，寒热头痛，痞闷能安。
升麻性寒，清胃解毒，升提下陷，牙痛可逐。
桔梗味苦，疗咽肿痛，载药上升，开胸利壅。
紫苏叶辛，风寒发表，梗下诸气，消除胀满。
麻黄味辛，解表出汗，身热头痛，风寒发散。
葛根味苦，祛风发散，温疟往来，止渴解酒。
薄荷味辛，最清头目，祛风化痰，骨蒸宜服。
防风甘温，能除头晕，骨节痹疼，诸风口噤。
荆芥味辛，能清头目，表汗祛风，治疮消瘀。
细辛辛温，少阴头痛，利窍通关，风湿皆用。
羌活微温，祛风除湿，身痛头痛，舒筋活络。
独活甘苦，颈项难舒，两足湿痹，诸风能除。
知母味苦，热渴能除，骨蒸有汗，痰咳皆舒。
白芷辛温，阳明头痛，风热瘙痒，排脓通用。
藁本气温，除头巅顶，寒湿可祛，风邪可屏。
香附味甘，快气开郁，止痛调经，更消宿食。
乌药辛温，心腹胀痛，小便滑数，顺气通用。
枳实味苦，消食除痞，破积化痰，冲墙倒壁。
枳壳微温，快气宽肠，胸中气结，胀满堪尝。
白蔻辛温，能祛瘴翳，益气调元，止呕和胃。
青皮苦温，能攻气滞，削坚平肝，安胃下食。
陈皮甘温，顺气宽膈，留白和胃，消痰去白。

苍术甘温，健脾燥湿，发汗宽中，更祛瘴疫。
厚朴苦温，消胀泄满，痰气下利，其功不缓。
南星性热，能治风痰，破伤强直，风搐自安。
半夏味辛，健脾燥湿，痰厥头痛，嗽呕堪入。
藿香性温，能止呕吐，发散风寒，霍乱为主。
槟榔味辛，破气杀虫，祛痰逐水，专除后重。
腹皮微温，能下膈气，安胃健脾，浮肿消去。
香薷味辛，伤暑便涩，霍乱水肿，除烦解热。
猪苓味淡，利水通淋，消肿除湿，多服损肾。
扁豆微凉，转筋吐泻，下气和中，酒毒能化。
泽泻苦寒，消肿止渴，除湿通淋，阴汗自遏。
木通性寒，小肠热闭，利窍通经，最能导滞。
车前子寒，溺涩眼赤，小便能通，大便能实。
地骨皮寒，解肌退热，有汗骨蒸，强阴凉血。
木瓜味酸，湿肿脚气，霍乱转筋，足膝无力。
威灵苦温，腰膝冷痛，消痰痃癖，风湿皆用。
牡丹苦寒，破血通经，血分有热，无汗骨蒸。
玄参苦寒，清无根火，消肿骨蒸，补肾亦可。
沙参味苦，消肿排脓，补肝益肺，退热除风。
丹参味苦，破积调经，生新去恶，祛除带崩。
苦参味苦，痈肿疮疥，下血肠风，眉脱赤癞。
龙胆苦寒，疗眼赤痛，下焦湿肿，肝经热烦。
五加皮寒，祛痛风痹，健步坚筋，益精止沥。
防已气寒，风湿脚痛，热积膀胱，消痈散肿。
地榆沉寒，血热堪用，血痢带崩，金疮止痛。
茯神补气，善镇惊悸，恍惚健忘，兼除怒恚。

远志气温，能驱惊悸，安神镇心，令人多记。
酸枣味酸，敛汗驱烦，多眠用生，不眠用炒。
菖蒲性温，开心利窍，去痹除风，出声至妙。
柏子味甘，补心益气，敛汗扶阳，更疗惊悸。
益智辛温，安神益气，遗溺遗精，呕逆皆治。
甘松味香，善除恶气，治体香肌，心腹痛已。
小茴性温，能除疝气，腹痛腰疼，调中暖胃。
大茴味辛，疝气脚气，肿痛膀胱，止呕开胃。
干姜味辛，表解风寒，炮苦逐冷，虚热尤堪。
附子辛热，性走不守，四肢厥冷，回阳功有。
川乌大热，搜风入骨，湿痹寒痛，破积之物。
木香微温，散滞和胃，诸风能调，行肝泻肺。
沉香降气，暖胃追邪，通天彻地，卫气为佳。
丁香辛热，能除寒呕，心腹疼痛，温胃可晓。
砂仁性温，养胃进食，止痛安胎，通经破滞。
荜澄茄辛，除胀化食，消痰止哕，能逐邪气。
肉桂辛热，善通血脉，腹痛虚寒，温补可得。
桂枝小梗，横行手臂，止汗舒筋，治手足痹。
吴萸辛热，能调疝气，脐腹寒痛，酸水能治。
延胡气温，心腹卒痛，通经活血，跌扑血崩。
薏苡味甘，专除湿痹，筋节拘挛，肺痈肺痿。
肉蔻辛温，脾胃虚冷，泻痢不休，功可立等。
草蔻辛温，治寒犯胃，作痛吐呕，不食能食。
诃子味苦，涩肠止利，痰嗽喘急，降火敛肺。
草果味辛，消食除胀，截疟逐痰，解瘟辟瘴。
常山苦寒，截疟除痰，解伤寒热，水胀能宽。

良姜性热，下气温中，转筋霍乱，酒食能攻。
山楂味甘，磨消肉食，疗疝催疮，消膨健胃。
神曲味甘，开胃进食，破结逐痰，调中下气。
麦芽甘温，能消宿食，心腹膨胀，行血散滞。
苏子味辛，驱痰降气，止咳定喘，更润心肺。
白芥子辛，专化胁痰，疟蒸痞块，服之能安。
甘遂苦寒，破癥消痰，面浮蛊胀，利水能安。
大戟甘寒，消水利便，腹胀癥坚，其功瞑眩。
芫花寒苦，能消胀蛊，利水泻湿，止咳痰吐。
商陆辛甘，赤白各异，赤者消风，白利水气。
海藻咸寒，消瘿散疬，除胀破癥，利水通闭。
牵牛苦寒，利水消肿，蛊胀痃癖，散滞除壅。
葶苈辛苦，利水消肿，痰咳癥瘕，治喘肺痈。
瞿麦辛寒，专治淋病，且能堕胎，通经立应。
三棱味苦，利血消癖，气滞作痛，虚者当忌。
五灵味甘，血痢腹痛，止血用炒，行血用生。
莪术温苦，善破痃癖，止痛消瘀，通经最宜。
干漆辛温，通经破瘕，追积杀虫，效如奔马。
蒲黄味甘，逐瘀止崩，补血须炒，破血用生。
苏木甘咸，能行积血，产后月经，兼医扑跌。
桃仁甘寒，能润大肠，通经破瘀，血瘕堪尝。
姜黄味辛，消痈破血，心腹结痛，下气最捷。
郁金味苦，破血生肌，血淋溺血，郁结能舒。
金银花甘，疗痈无对，未成则散，已成则溃。
漏芦性温，祛恶疮毒，补血排脓，生肌长肉。
蒺藜味苦，疗疮瘙痒，白癜头疮，翳除目朗。

白及味苦，功专收敛，肿毒疮疡，外科最善。
蛇床辛苦，下气温中，恶疮疥癞，逐瘀祛风。
天麻味辛，能驱头眩，小儿惊痫，拘挛瘫痪。
白附辛温，治面百病，血痹风疮，中风痰症。
全蝎味辛，祛风痰毒，口眼㖞斜，风痫发搐。
蝉蜕甘平，消风定惊，杀疳除热，退翳侵睛。
僵蚕味咸，诸风惊痫，湿痰喉痹，疮毒瘢痕。
蜈蚣味辛，蛇虺恶毒，止痉除邪，堕胎逐瘀。
木鳖甘寒，能追疮毒，乳痈腰痛，消肿最速。
蜂房咸苦，惊痫瘛疭，牙痛肿毒，瘰疬肺痈。
花蛇温毒，瘫痪㖞斜，大风疥癞，诸毒称佳。
蛇蜕辟恶，能除翳膜，肠痔蛊毒，惊痫搐搦。
槐花味苦，痔漏肠风，大肠热痢，更杀蛔虫。
鼠粘子辛，能除疮毒，瘾疹风热，咽痛可逐。
茵陈味苦，退疸除黄，泻湿利水，清热为凉。
红花辛温，最消瘀热，多则通经，少则养血。
蔓荆子苦，头痛能医，拘挛湿痹，泪眼可除。
兜铃苦寒，能熏痔漏，定喘消痰，肺热久嗽。
百合味甘，安心定胆，止嗽消浮，痈疽可啖。
秦艽微寒，除湿荣筋，肢节风痛，下血骨蒸。
紫菀苦辛，痰喘咳逆，肺痈吐脓，寒热并济。
款花甘温，理肺消痰，肺痈喘咳，补劳除烦。
金沸草寒，消痰止嗽，明目祛风，逐水尤妙。
桑皮甘辛，止嗽定喘，泻肺火邪，其功不少。
杏仁温苦，风寒喘嗽，大肠气闭，便难切要。
乌梅酸温，收敛肺气，止渴生津，能安泻痢。

天花粉寒，止渴祛烦，排脓消毒，善除热利。
瓜蒌仁寒，宁嗽化痰，伤寒结胸，解渴止烦。
密蒙花甘，主能明目，虚翳青盲，服之效速。
菊花味甘，除热祛风，头晕目赤，收泪殊功。
木贼味甘，益肝退翳，能止月经，更消积聚。
决明子甘，能祛肝热，目痛收泪，仍止鼻血。
犀角酸寒，化毒辟邪，解热止血，消肿毒蛇。
羚羊角寒，明目清肝，却惊解毒，神志能安。
龟甲味甘，滋阴补肾，逐瘀续筋，更医颅囟。
鳖甲酸平，劳嗽骨蒸，散瘀消肿，去痞除崩。
海蛤味咸，清热化痰，胸痛水肿，坚软结散。
桑上寄生，风湿腰痛，安胎止崩，疮疡亦用。
火麻味甘，下乳催生，润肠通结，小水能行。
山豆根苦，疗咽肿痛，敷蛇虫伤，可救急用。
益母草甘，女科为主，产后胎前，生新去瘀。
紫草苦寒，能通九窍，利水消膨，痘疹最要。
紫葳味酸，调经止痛，崩中带下，癥瘕通用。
地肤子寒，去膀胱热，皮肤瘙痒，除热甚捷。
楝根性寒，能追诸虫，疼痛立止，积聚立通。
樗根味苦，泻痢带崩，肠风痔漏，燥湿涩精。
泽兰甘苦，痈肿能消，打扑伤损，肢体虚浮。
牙皂味辛，通关利窍，敷肿痛消，吐风痰妙。
芜荑味辛，驱邪杀虫，痔瘘癣疥，化食除风。
雷丸味苦，善杀诸虫，癫痫蛊毒，治儿有功。
胡麻仁甘，疔肿恶疮，熟补虚损，筋壮力强。
苍耳子苦，疥癣细疮，驱风湿痹，瘙痒堪尝。

蕤仁味甘，风肿烂弦，热胀胬肉，眼泪立痊。
青葙子苦，肝脏热毒，暴发赤障，青盲可服。
谷精草辛，牙齿风痛，口疮咽痹，眼翳通用。
白薇大寒，疗风治疟，人事不知，鬼邪堪却。
白蔹微寒，儿疟惊痫，女阴肿痛，痈疔可啖。
青蒿气寒，童便熬膏，虚汗盗汗，除骨蒸劳。
茅根味甘，通关逐瘀，止吐衄血，客热可去。
大小蓟苦，消肿破血，吐衄咯唾，崩漏可啜。
枇杷叶苦，偏理肺脏，吐哕不止，解酒清上。
木律大寒，口齿圣药，瘰疬能治，心烦可却。
射干味苦，逐瘀通经，喉痹口臭，痈毒堪凭。
鬼箭羽苦，通经堕胎，杀虫祛结，驱邪除怪。
夏枯草苦，瘰疬瘿瘤，破癥散结，湿痹能瘳。
卷柏味苦，癥瘕血闭，风眩痿躄，更驱鬼疰。
马鞭味甘，破血通经，癥瘕痞块，服之最灵。
鹤虱味苦，杀虫追毒，心腹卒痛，蛔虫堪逐。
白头翁温，散癥逐血，瘿疬疮疝，止痛百节。
旱莲草甘，生须黑发，赤痢可止，血流可截。
慈菇辛苦，疔肿痈疽，恶疮瘾疹，蛇虺并施。
榆皮味甘，通水除淋，能利关节，敷肿痛定。
钩藤微寒，疗儿惊痫，手足瘈疭，抽搐口眼。
豨莶味甘，追风除湿，聪耳明目，乌须黑发。
葵花味甘，带痢两功，赤治赤者，白治白同。
辛夷味辛，鼻塞流涕，香臭不闻，通窍之剂。
续随子辛，恶疮蛊毒，通经消积，不可过服。
海桐皮苦，霍乱久痢，疳䘌疥癣，牙痛亦治。

石楠藤辛，肾衰脚弱，风淫湿痹，堪为妙药。
鬼臼有毒，辟瘟除恶，虫毒鬼疰，风邪可却。
大青气寒，伤寒热毒，黄汗黄疸，时疫宜服。
侧柏叶苦，吐衄崩痢，能生须眉，除湿之剂。
槐实味苦，阴疮湿痒，五痔肿痛，止涎极莽。
瓦楞子咸，妇人血块，男子痰癖，癥瘕可瘥。
棕榈子苦，禁泄涩痢，带下崩中，肠风堪治。
冬葵子寒，滑胎易产，癃利小便，善通乳难。
淫羊藿辛，阴起阳兴，坚筋益骨，志强力增。
松脂味甘，滋阴补阳，驱风安脏，膏可贴疮。
覆盆子甘，肾损精竭，黑须明眸，补虚续绝。
合欢味甘，利人心志，安脏明目，快乐无虑。
金樱子甘，梦遗精滑，禁止遗尿，寸白虫杀。
楮实味甘，壮筋明目，益气补虚，阴痿当服。
郁李仁酸，破血润燥，消肿利便，关格通导。
没食子苦，益血生精，染发最妙，禁痢极灵。
空青气寒，治眼通灵，青盲赤肿，去暗回明。
密陀僧咸，止痢医痔，能除白癜，诸疮可治。
伏龙肝温，治疫安胎，吐血咳逆，心烦妙哉。
石灰味辛，性烈有毒，辟虫立死，堕胎极速。
穿山甲毒，痔癖恶疮，吹奶肿痛，鬼魅潜藏。
蚯蚓气寒，伤寒瘟病，大热狂言，投之立应。
蜘蛛气寒，狐疝偏痛，蛇虺咬涂，疔肿敷用。
蟾蜍气凉，杀疳蚀癖，瘟疫能治，疮毒可祛。
刺猬皮苦，主医五痔，阴肿疝痛，能开胃气。
蛤蚧味咸，肺痿血咯，传尸劳疰，邪魅可却。

蝼蛄味咸，治十水肿，上下左右，效不旋踵。
蜗牛味咸，口眼㖞僻，惊痫拘挛，脱肛咸治。
桑螵蛸咸，淋浊精泄，除疝腰痛，虚损莫缺。
田螺性冷，利大小便，消肿除热，醒酒立见。
象牙气平，杂物刺喉，能通小便，诸疮可瘳。
水蛭味咸，除积瘀坚，通经堕胎，折伤可痊。
贝子味咸，解肌散结，利水消肿，目翳清洁。
蛤蜊肉冷，能止消渴，酒毒堪除，开胃顿豁。
海粉味咸，大治顽痰，妇人白带，咸能软坚。
石蟹味咸，点睛肿翳，解蛊肿毒，催生落地。
海螵蛸咸，漏下赤白，癥瘕疝气，阴肿可得。
无名异甘，金疮折损，去瘀止痛，生肌有准。
青礞石寒，硝煅金色，坠痰消食，疗效莫测。
磁石味咸，专杀铁毒，若误吞针，系线即出。
花蕊石寒，善止诸血，金疮血流，产后血涌。
代赭石寒，下胎崩带，儿疳泻痢，惊痫鬼怪。
黑铅味甘，止呕反胃，鬼疰瘿瘤，安神定志。
银屑味辛，谵语恍惚，定志养神，镇心明目。
金屑味甘，善安魂魄，癫狂惊痫，调和血脉。
狗脊味甘，酒蒸入剂，腰背膝痛，风寒湿痹。
骨碎补温，折伤骨节，风血积痛，最能破血。
茜草味苦，蛊毒吐血，经带崩漏，损伤虚热。
预知子贵，缀衣领中，遇毒声作，诛蛊杀虫。
王不留行，调经催产，除风痹痉，乳痈当啖。
狼毒味辛，破积瘕癥，恶疮鼠瘘，杀毒鬼精。
藜芦味辛，最能发吐，肠澼泻痢，杀虫消蛊。

蓖麻子辛，吸出滞物，涂顶肠收，涂足胎出。
荜茇味辛，温中下气，痃癖阴疝，霍乱泻痢。
百部味甘，骨蒸劳瘵，杀疳蛔虫，久嗽功大。
京墨味辛，吐衄下血，产后崩中，止血甚捷。
黄荆子苦，善治咳逆，骨节寒热，能下肺气。
女贞实苦，黑发乌须，强筋壮力，去风补虚。
瓜蒂苦寒，善能吐痰，消身肿胀，并治黄疸。
粟壳性涩，泄利嗽怯，劫病如神，杀人如剑。
巴豆辛热，除胃寒积，破癥消痰，大能通利。
夜明砂粪，能下死胎，小儿无辜，瘰疬堪裁。
斑蝥有毒，破血通经，诸疮瘰疬，水道能行。
蚕沙性温，湿痹瘾疹，瘫风肠鸣，消渴可饮。
胡黄连苦，治劳骨蒸，小儿疳痢，盗汗虚惊。
使君甘温，消疳消浊，泻痢诸虫，总能除却。
赤石脂温，保固肠胃，溃疡生肌，涩精泻痢。
青黛咸寒，能平肝木，惊痫疳痢，兼除热毒。
阿胶甘温，止咳脓血，吐血胎崩，虚羸可啜。
白矾味酸，化痰解毒，治症多能，难以尽述。
五倍子酸，疗齿疳䘌，痔痈疮脓，兼除风热。
玄明粉辛，能蠲宿垢，化积消痰，诸热可疗。
通草味甘，善治膀胱，消痈散肿，能医乳房。
枸杞甘平，添精补髓，明目祛风，阴兴阳起。
黄精味甘，能安脏腑，五劳七伤，此药大补。
何首乌甘，添精种子，黑发悦颜，强身延纪。
五味酸温，生津止渴，久嗽虚劳，肺肾枯竭。
山茱性温，涩精益髓，肾虚耳鸣，腰膝痛止。

石斛味甘，却惊定志，壮骨补虚，善驱冷痹。
破故纸温，腰膝酸痛，兴阳固精，盐酒炒用。
薯蓣甘温，理脾止泻，益肾补中，诸虚可治。
苁蓉味甘，峻补精血，若骤用之，更动便滑。
菟丝甘平，梦遗滑精，腰痛膝冷，添髓壮筋。
牛膝味苦，除湿痹痿，腰膝酸痛，小便淋沥。
巴戟辛甘，大补虚损，精滑梦遗，强筋固本。
仙茅味辛，腰足挛痹，虚损劳伤，阳道兴起。
牡蛎微寒，涩精止汗，带崩胁痛，老痰祛散。
楝子苦寒，膀胱疝气，中湿伤寒，利水之剂。
萆薢甘苦，风寒湿痹，腰背冷痛，添精益气。
寄生甘苦，腰痛顽麻，续筋壮骨，风湿尤佳。
续断味辛，接骨续筋，跌仆折损，且固遗精。
龙骨味甘，梦遗精泄，崩带肠痈，惊痫风热。
人之头发，补阴甚捷，吐衄血晕，风惊痫热。
天灵盖咸，传尸劳瘵，温疟血崩，投之立瘥。
雀卵气温，善扶阳痿，可致壮强，当能固闭。
鹿茸甘温，益气滋阴，泄精尿血，崩带堪任。
鹿角胶温，吐衄虚羸，跌仆伤损，崩带安胎。
腽肭脐热，补益元阳，驱邪辟鬼，痃癖劳伤。
紫河车甘，疗诸虚损，劳瘵骨蒸，滋培根本。
枫香味辛，外科要药，瘙疮瘾疹，齿痛亦可。
檀香味辛，升胃进食，霍乱腹痛，中恶鬼气。
安息香辛，辟邪驱恶，逐鬼消蛊，鬼胎能落。
苏合香甘，诛恶杀鬼，蛊毒痫痓，梦魇能起。
熊胆味苦，热蒸黄疸，恶疮虫痔，五疳惊痫。

硇砂有毒，溃痈烂肉，除翳生肌，破癥消毒。
硼砂味辛，疗喉肿痛，膈上热痰，噙化立中。
朱砂味甘，镇心养神，祛邪杀鬼，定魄安魂。
硫黄性热，扫除疥疮，壮阳逐冷，寒邪难当。
龙脑味辛，目痛头痹，狂躁妄语，真为良剂。
芦荟气寒，杀虫消疳，癫痫惊搐，服之即安。
天竺黄甘，急慢惊风，镇心解热，驱邪有功。
麝香辛温，善通关窍，伐鬼安惊，解毒甚妙。
乳香辛苦，疗诸恶疮，生肌主痛，心腹尤良。
没药温平，治疮止痛，跌打损伤，破血通用。
阿魏性温，除癥破结，却鬼杀虫，传尸可灭。
水银性寒，治疥杀虫，断绝胎孕，催生立通。
轻粉性燥，外科要药，杨梅诸毒，杀虫可托。
灵砂性温，能通血脉，杀鬼辟邪，安魂定魄。
砒霜大毒，风痰可吐，截疟除哮，能消沉痼。
雄黄甘辛，辟邪解毒，更治蛇虺，喉风瘜肉。
珍珠气寒，镇惊除痫，开聋磨翳，止渴坠痰。
牛黄味苦，大治风痰，定魄安魂，惊痫灵丹。
琥珀味甘，安魂定魄，破瘀消癥，利水通淋。
血竭味咸，跌仆伤损，恶毒疮痈，破血有准。
石钟乳甘，气乃慓悍，益气固精，明目延寿。
阳起石甘，肾气乏绝，阴痿不起，其效甚捷。
桑椹子甘，解金石燥，清除热渴，染须发皓。
蒲公英苦，溃坚消肿，结核能除，食毒堪用。
石韦味苦，通利膀胱，遗尿或淋，发背疮疡。
萹蓄味苦，疥瘙疽痔，小儿蛔虫，女人阴蚀。

赤箭味苦，原号定风，杀鬼蛊毒，除疝疗痈。
鸡内金寒，溺遗精泄，禁利漏崩，更除烦热。
鳗鲡鱼甘，劳瘵杀虫，痔漏疮疹，崩疾有功。
螃蟹味咸，散血解结，益气养精，除胸烦热。
马肉味辛，堪强腰脊。自死老死，并弃勿食。
白鸽肉平，解诸药毒，能除疥疮，味胜猪肉。
兔肉味辛，补中益气，止渴健脾，孕妇勿食。
牛肉属土，补脾胃弱，乳养虚羸，善滋血涸。
猪肉味甘，量食补虚，动风痰物，多食虚肥。
羊肉味甘，专补虚羸，开胃补肾，不致阳痿。
雄鸡味甘，动风助火，补虚温中，血漏亦可。
鸭肉散寒，补虚劳怯，消水肿胀，退惊痫热。
鲤鱼味甘，消水肿满，下气安胎，其功不缓。
鲫鱼味甘，和中补虚，理胃进食，肠澼泻痢。
驴肉微寒，安心解烦，能发痼疾，以动风淫。
鳝鱼味甘，益气补中，能去狐臭，善散湿风。
白鹅肉甘，大补脏腑，最发疮毒，痼疾勿与。
犬肉性温，益气壮阳，炙食作渴，阴虚禁尝。
鳖肉性冷，凉血补阴，癥瘕勿食，孕妇勿侵。
芡实味甘，能益精气，腰膝酸痛，皆主湿痹。
石莲子苦，疗噤口痢，白浊遗精，清心良剂。
藕味甘甜，解酒清热，消烦逐瘀，止吐衄血。
龙眼味甘，归脾益智，健忘怔忡，聪明广记。
莲须味甘，益肾乌须，涩精固髓，悦颜补虚。
柿子气寒，能润心肺，止渴化痰，涩肠止痢。
石榴皮酸，能禁精漏，止痢涩肠，染须尤妙。

陈仓谷米，调和脾胃，解渴除烦，能止泻痢。
莱菔子辛，喘咳下气，倒壁冲墙，胀满消去。
芥菜味辛，除邪通鼻，能利九窍，多食通气。
浆水味酸，酷热当茶，除烦消食，泻痢堪夸。
沙糖味甘，润肺利中，多食损齿，湿热生虫。
饴糖味甘，和脾润肺，止渴消痰，中满休食。
麻油性冷，善解诸毒，百病能除，功难悉述。
白果甘苦，喘嗽白浊，点茶压酒，不可多嚼。
胡桃肉甘，补肾黑发，多食生痰，动气之物。
梨味甘酸，解酒除渴，止嗽消痰，善驱烦热。
榧实味甘，主疗五痔，蛊毒三虫，不可多食。
竹茹止呕，能除寒热，胃热咳哕，不寐安歇。
竹叶味甘，退热安眠，化痰定喘，止渴消烦。
竹沥味甘，阴虚痰火，汗热渴烦，效如开锁。
莱菔根甘，下气消谷，痰癖咳嗽，兼解面毒。
灯草味甘，能利小水，癃闭成淋，湿肿为最。
艾叶温平，驱邪逐鬼，漏血安胎，心痛即安。
绿豆气寒，能解百毒，止渴除烦，诸热可服。
川椒辛热，祛邪逐寒，明目杀虫，温而不猛。
胡椒味辛，心腹冷痛，下气温中，跌仆堪用。
石蜜甘平，入药炼熟，益气补中，润燥解毒。
马齿苋寒，青盲白翳，利便杀虫，癥痈咸治。
葱白辛温，发表出汗，伤寒头痛，肿痛皆散。
胡荽味辛，上止头痛，内消谷食，痘疹发生。
韭味辛温，祛除胃热，汁清血瘀，子医梦泄。
大蒜辛温，化肉消谷，解毒败痈，多用伤目。

食盐味咸，能吐中痰，心腹卒痛，过多损颜。
茶茗性苦，热渴能济，上清头目，下消食气。
酒通血脉，消愁遣兴，少饮壮神，过多损命。
醋消肿毒，积瘕可去，产后金疮，血晕皆治。
乌梅味酸，除烦解渴，霍疟泻痢，止嗽劳热。
淡豆豉寒，能除懊侬，伤寒头痛，兼理瘴气。
莲子味甘，健脾理胃，止泻涩精，清心养气。
大枣味甘，调和百药，益气养脾，中满休嚼。
人乳味甘，补阴益阳，悦颜明目，羸劣仙方。
童便味凉，打扑瘀血，虚劳骨蒸，热嗽尤捷。
生姜性温，通畅神明，痰嗽呕吐，开胃极灵。
药共四百，精制不同，生熟新久，炮煅炙烘，
汤丸膏散，名起疲癃，合宜而用，乃是良工。
云林歌括，可以训蒙，略陈梗概，以候明公，
理加斫削，济世无穷。

药性歌括四百味白话解

人 参

【歌括】 人参味甘，大补元气①，止渴生津，调营养卫。

【注释】 ①元气：亦称原气，为人体的本原之气，禀受于先天，包括元阴和元阳之气，能通达全身，是推动五脏六腑功能、气血运行的动力源泉。

【白话解】 人参味甘微苦，性微温，归肺、脾、心经。能够峻补人身元气，是治疗元气虚脱的第一要药；对于热性病气津两伤口渴者，有生津止渴之功；又能调补营气、充养卫气，适用于气血不足、营卫两虚者。

【用量用法】 煎服，3～9克；挽救虚脱可用15～30克。宜文火另煎分次兑服。野山参研末吞服，每次1～2克。反黎芦，畏五灵脂、皂荚。

【按语】 人参是救治元气虚脱危重病证的要药，又能补益心、肺、脾、肾之气，是极其重要而且常用的补益药。人参性温擅补，适用于气虚阳虚患者。正常人或者阴虚内热、体质偏燥者单独服用，不仅不能收到补益效果，还会产生副作用。有人将人参作为日常进补之品，以期能够健身防病，是不可取的。总之，人参虽好，不可滥用，须针对具体病证、体质，辨证而用。

黄芪

【歌括】黄芪性温，收汗固表，托疮生肌，气虚莫少。

【白话解】黄芪味甘性微温，归脾、肺二经。功能补脾肺之气，益卫固表，治疗卫气虚弱、肌表不固所致的表虚自汗。又有外托毒邪、生肌敛疮的作用，适用于疮疡中期正虚毒盛不能托毒外出，以及溃疡后期因气血虚弱疮口难敛者，是治疗气虚不可缺少的药物。

【用量用法】煎服，9～15克，大剂量可用30～60克。蜜炙黄芪质偏润，长于补气生血。

【按语】黄芪还常用于治疗脾气虚所致的倦怠乏力、食少便溏，中气下陷所致的脏器脱垂，脾虚水湿失于运化所致的水肿尿少等；以及肺气虚所致的咳喘日久、气短神疲等症。

人参、黄芪均为补气之要药，常相须配伍而用，以增强疗效。但人参偏于大补元气，黄芪则偏于补益卫气，二者在具体运用上是有差异的。

白术

【歌括】白术甘温，健脾强胃，止泻除湿，兼祛痰痞[①]。

【注释】①痰痞：痰气凝结所致的胸腹胀满、按之不痛的疾患。

【白话解】白术味甘、苦，性温，归脾、胃经。能够益气健脾、燥湿利水，用于脾虚湿盛泄泻；又可治疗脾虚中阳不振、痰饮内停所致的痞满。

【用量用法】煎服，3～15克。土炒白术可增强补脾止泻之功；麸炒白术能缓和燥性，健脾消胀。

【按语】白术以健脾燥湿为主要作用，被前人誉为“补气健脾第一要药”。还可用于脾气虚弱所致的痰饮、水肿，以及卫气不固、表虚自汗诸症；又可益气安胎，用于气虚所致的胎动不安。白术以浙江于潜产者最佳，称为“于术”。

茯 苓

【歌括】茯苓味淡，渗湿利窍，白化痰涎，赤通水道。

【白话解】茯苓味甘而淡，性平，归心、脾、肾经。味淡能够渗泄湿浊，通利水窍，使水湿从小便而解。茯苓有赤、白之分，白茯苓长于健脾渗湿化痰，主要用于治疗水肿、痰饮、脾虚湿泻；赤茯苓长于通利小便、宁心安神，适用于水湿内盛、小便不利，以及心脾两虚之失眠健忘。

【用量用法】煎服，9～15克。

【按语】茯苓功能健脾补中，药性平和，既可祛邪，又可扶正，利水而不伤正，适用于寒热虚实各种水肿，为利水消肿之要药。

甘 草

【歌括】甘草甘温，调和诸药，炙则温中，生则泻火。

【白话解】甘草味甘性温（今通常认为性平），归心、肺、脾、胃经。配伍在方剂中有调和药性、协同诸药的作用。炙用性微温，有温中补脾之效，用于脾气虚弱证；生用性微寒，有清热泻火解毒之功，治疗热毒疮疡、咽喉肿痛、药食中毒。

【用量用法】煎服，1.5～9克，调和诸药用量宜小，作为主药用量宜大，中毒抢救可用30～60克。外用适量，治疗外科疮痈诸证。蜜炙药性微温，可增强补益心脾之气和润肺止咳的作用。

【按语】甘草，因其味甘中正，在处方中能起调和作用，使寒热温凉攻补诸药发挥更好的协同作用，是临床处方使用频率最高的药物。因其味中正，能安和草石，解百药毒，性缓善解诸急，有类德高望重的“朝中国老”，故有“国老”之称。还可补益心气，用于心气不足、脉结代、心动悸者；祛痰平喘，治疗咳喘；缓急止痛，常与白芍同用，治疗脘腹、四肢挛急疼痛。

应明确两点：一，甘草是方剂中最常出现的药物，多作为使药，但甘草并不仅能调和诸药，其补益心脾、化痰止咳、缓急止痛、清热解毒的功能亦不可忽视，有时可作为方中主药；二，甘草味厚而甜，易于助满生湿，因此不是所有方剂都宜用甘草。

反大戟、芫花、甘遂、海藻。

当归

【歌括】当归甘温，生血补心，扶虚益损，逐瘀生新。

【白话解】当归味甘、辛，性温，归肝、心、脾经。为补血之圣药，能够养心生血、补益虚损，治疗血虚亏损诸证；兼具活血之功，可逐瘀血、生新血，补血而不留滞，活血而不伤血，是妇科补血活血、调经止痛的常用药，治疗血虚血瘀所致的月经不调、痛经、经闭；温通善行，又可活血散寒止痛，用于虚寒性腹痛、风寒痹痛、跌打损伤瘀血作痛等。

【用量用法】煎汤，6～15 克。当归炭有止血作用，酒炙可增强活血通经、祛瘀止痛的功能。

【按语】当归又有活血消肿止痛之效，治疗痈疽初起或成脓不溃、溃后难敛疮毒；还有润肠通便之功，用于血虚肠燥便秘。

在具体临床应用中，当归的不同部位有不同功能，一般来说补血用当归身，活血逐瘀用当归尾，补血活血用全当归。

白　芍

【歌括】白芍酸寒，能收能补，泻痢腹痛，虚寒勿与。

【白话解】白芍味苦、酸，性微寒，归肝、脾经。兼具敛阴和补血的作用，功能养血柔肝、缓急止痛，治疗肝郁乘脾所致的泄泻痢疾腹痛、胸胁脘腹疼痛，并能缓解血虚筋脉失养所致的四肢挛急疼痛。阳衰虚寒证不宜用。

【用量用法】煎服，3～15 克，大剂量 15～30 克。酒制白芍可去其寒性，又增通经活脉之效；醋炒白芍可增强敛血、止血之力。

【按语】白芍长于敛肝阴而养血，是妇科肝血亏虚所致月经不调、崩中漏下的常用药；又有平抑肝阳之功，用于肝阳上亢、头痛眩晕；还可敛阴止汗，用于阴虚盗汗；外感证常与桂枝同用以调和营卫。反黎芦。

赤　芍

【歌括】赤芍酸寒，能泻能散，破血通经，产后勿犯。

【白话解】赤芍味酸苦，性微寒，归肝经。兼具泻火和散瘀的作用，能够清泻肝火及血分郁热，又可活血散瘀止痛。破瘀血通经脉，产后患者不宜使用。

【用量用法】煎服，6～15克。

【按语】赤芍主治血分热盛所致的温毒发斑、吐血衄血，肝火炽盛所致的目赤肿痛，胁肋灼痛，以及血瘀所致的经闭痛经、跌打损伤诸症，尤宜于血热有瘀者。赤芍、白芍二药，功用有别，前人曾谓“白补赤泻，白收赤散”，正是歌诀中所言白芍之“能收能补”，赤芍之“能泻能散”。

生地

【歌括】生地微寒，能消湿热，骨蒸[①]烦劳，兼消破血。

【注释】①骨蒸：形容发热似自骨髓蒸发而出，多由阴虚内热所致。

【白话解】生地味甘、苦，性寒，归心、肝、肾经。有清热养阴之功，能够清泻温热病之实热，又可用于骨蒸烦热劳损之虚热；凉血止血，又兼有散瘀血、破恶血的作用，用于血热迫血妄行所致的便血、尿血、崩漏下血、温病斑疹吐衄。

【用量用法】煎服，9～30克。鲜品用量加倍，或以鲜品捣汁入药。

【按语】质润还可生津止渴，用于阴伤津亏所致的口渴、肠燥便秘。本品有干、鲜之分。鲜地黄长于清热凉血生津，适用于急性热病；干地黄长于养阴，适用于阴虚骨蒸者。

熟　地

【歌括】熟地微温，滋肾补血，益髓填精，乌须黑发。

【白话解】熟地味甘性微温，归肝、肾经。长于滋补肝肾之阴，填精益髓，主治肝肾阴虚所致的腰膝酸软、遗精、盗汗、耳鸣、耳聋、消渴、骨蒸潮热等症；并可乌须发，用于肾虚精亏血虚所致的须发早白；养血补虚，治疗血虚所致的眩晕、心悸、失眠、月经不调、崩漏诸症。

【用量用法】煎服，9～30克。熟地黄炭能止血，适用于崩漏等血虚出血证。

【按语】熟地甘温质润，是填精补肾、滋阴养血之要药。但因其性质黏腻，有碍消化，因此常与陈皮、炒砂仁等常用，以防滋腻碍胃，影响脾胃的正常运化消导。气滞、痰饮、胀满、湿盛者不宜用。

麦门冬

【歌括】麦门甘寒，解渴祛烦，补心清肺，虚热自安。

【白话解】麦冬味甘、微苦，性微寒，归胃、肺、心经。功能滋胃阴、清胃热，兼能生津止渴，治疗胃阴虚有热所致的胃脘疼痛、口渴、饥不欲食、气逆呕吐；养心阴、清心热，并能除烦安神，治疗心阴虚有热所致的心烦、失眠多梦、健忘、心悸怔忡；滋肺阴、清肺热，服之肺阴虚有热所致的干咳痰少、咳血、咽痛音哑、鼻燥咽干等症可得安宁。

【用量用法】煎服，6～15克。

【按语】麦冬长于滋阴、清火，阴虚而火不盛者可去心用，以减轻寒性。

天冬

【歌括】天冬甘寒，肺痿肺痈，消痰止嗽，喘热有功。

【白话解】天冬味甘、苦，性寒，归肺、肾、胃经。既有补益之力，用于治疗气阴两虚的肺痿证，又有清泻之功，用于治疗热毒壅肺的肺痈证；对于阴虚肺燥者有止咳祛痰的作用；又可治疗肺热气喘。

【用量用法】煎服，6～12克。

【按语】天冬除对肺有滋阴清热作用外，还可滋肾阴、降虚火，用于肾阴虚火旺者；益胃生津，适用于热病伤及胃津者；又有润肠通便之效。

天冬与麦冬，既能滋肺阴、润肺燥、清肺热，又可养胃阴、清胃热、生津止渴，功用相似，常相须配伍而用。二者相较，麦冬清火与滋润之力稍弱，滋腻之性较小，且能入心经治疗心阴不足及心火旺盛证；天冬清火与润燥力量较强，且能入肾经治疗肾阴亏虚、虚火上炎证。

黄连

【歌括】黄连味苦，泻心除痞①，清热明眸，厚肠止痢。

【注释】①痞：指胸腹部痞满，按之不痛的病证。

【白话解】黄连味苦性寒，归心、脾、胃、胆、大肠经。功能清泻心经实火，治疗心火炽盛所致的烦躁不寐；清热燥湿，尤其长于清中焦湿热，治疗湿热中阻、气机不畅所致的脘腹痞满；明目泻火解毒，治疗实热之目赤视物不清及痈疮疔疖；善去大肠湿热，为泻痢要药，治疗湿热泻痢、腹痛里急后重。

【用量用法】 煎服，3～6 克。除生用外，还有酒炙、姜汁炙、吴茱萸水炙等，功用各异。酒黄连善清上焦火热，如目赤肿痛、口疮；姜黄连善清中焦火热，如胃热、脾胃湿热；萸黄连长于舒肝和胃止呕，多用于肝胃不和之呕吐吞酸。外用适量，浸汁外涂或制膏用，治疗皮肤湿疹、湿疮等外科疾患。

【按语】 黄连大苦大寒，清热泻火力量较强，又能燥化湿邪，因此，是热毒炽盛、湿热蕴结的常用药，尤其长于治疗中焦湿热。因本品过于苦寒，过服久服易伤脾胃，脾胃虚寒者慎用；且中病即止，不宜久服。

黄　芩

【歌括】 黄芩苦寒，枯①泻肺火，子②清大肠，湿热皆可。

【注释】 ①枯：黄芩分枯芩和子芩。枯芩为生长年久的宿根，中空而枯。

②子：子芩，为生长年少的子根，体实而坚。

【白话解】 黄芩味苦性寒，归肺、胆、脾、胃、大肠、小肠经。枯芩长于清泻肺火，治疗肺热壅盛、咳嗽痰稠；子芩长于清泻大肠湿热，治疗泄泻、痢疾。湿热证均可应用此药。

【用量用法】 煎服，3～12 克。炒黄芩可以安胎，酒炙黄芩善治上焦湿热，黄芩炭可止血。

【按语】 黄芩功能清热燥湿，善清肺、胃、胆及大肠湿热，对于火盛或湿热所致的湿温、暑温、咳嗽、痞满呕吐、泄泻、痢疾、吐血衄血、痈疮肿毒、胎动不安诸证，均有较好疗效。尤其善于清泻上焦湿热。

黄　柏

【歌括】黄柏苦寒，降火滋阴，骨蒸湿热，下血堪任。

【白话解】黄柏味苦性寒，归肾、膀胱、大肠经。能够清降火热，泻相火而保阴液，治疗阴虚火旺之骨蒸潮热；善于清热燥湿，用于湿热蕴结大肠所致的血痢、便血。

【用量用法】煎服，3～12克。外用适量，为末外撒或调涂。盐水炒黄柏用于泻相火、退虚热。

【按语】黄柏苦寒沉降，长于清泻下焦湿热，还常用于湿热下注之带下、淋浊、脚气肿痛等病证。又能泻火解毒，用于治疗疮疡肿毒，内服外用均可。这里所说的“滋阴”，与通常意义上沙参、麦冬、杞子的滋阴不同，并不是真正的滋养阴液，而是通过清泻相火，使阴液免受虚火煎灼的“保阴”。

黄连、黄芩、黄柏三药性味皆苦寒，以清热燥湿、泻火解毒为主要功效。三者相较，黄芩善清上焦之火，黄连善清中焦之火，黄柏善清下焦之火，可相须配伍。

栀　子

【歌括】栀子性寒，解郁除烦，吐衄胃热，火降小便。

【白话解】栀子味苦性寒，归心、肺、三焦经。能够清泻心火而除烦躁、解郁热；清泻胃火治疗热蕴中焦所致的胃部热痛；并可治疗火热迫血妄行的吐血衄血，使热邪下行从小便而出。

【用量用法】煎服，6～9克，亦可外用。

【按语】栀子能够清泻三焦，直折火毒，清热利湿，凉血解毒。对于不同病位、不同性质的火热病，治疗十分广泛，如火毒上攻的目赤肿痛，心经火热的躁扰不宁，肝胆湿热蕴蒸的黄疸，膀胱湿热的血淋涩痛，血热妄行的各种出血，以及热毒疮痈等，均可配伍应用。

同为苦寒清热，黄芩清上焦、黄连清中焦、黄柏清下焦、栀子清三焦，各有不同。黄连解毒汤，就以此四药相伍，一派苦寒，用于高热神昏、热病烦躁的大实大热证。

本品苦寒伤胃，不可久服，脾虚便溏者不宜用。

连　翘

【歌括】连翘苦寒，能消痈毒，气聚血凝，湿热堪通。

【白话解】连翘味苦性微寒，归肺、心、小肠经。能够清热解毒、消肿散结，善治热毒壅结、气血凝滞之痈肿疮毒，配伍后适用于痈疮初起、成脓、溃后的各个时期，有“疮家圣药”之称。并能清心、肺之火，散上焦风热，治疗风热外感；透发清解温热之邪，适当配伍可用于温病初起、热入心包、热入营血的不同阶段。并可清心利尿通淋，用于小便热淋涩痛，使湿热之邪从下而解。

【用量用法】煎服，6～15克。

【按语】连翘又有清肝散结、化痰消肿之功，治疗痰火郁结、瘰疬痰核。

连翘有青翘、老翘、翘心之分，青翘长于清热解毒，老翘长于透热达表，翘心长于清心泻火。

脾胃虚寒及疮疡气虚脓清者不宜用。

石　膏

【歌括】 石膏大寒，能泻胃火，发渴头痛，解肌立妥。

【白话解】 石膏味甘、辛，性大寒，归肺、胃经。善清泻胃中火热，治疗胃火上攻之牙龈肿痛、头痛、消渴；清泻肺卫，主治温病气分热盛之大渴、壮热、大汗、脉洪大，以及气血两燔之壮热、神昏、发斑；可透解肌表之热，收效快捷。

【用量用法】 生石膏煎服，15～60克，宜打碎先煎。煅石膏外用。

【按语】 石膏味辛能透，能够帮助热邪透发，清热而不遏邪，因此是温热病解肌清热的要药。白虎汤（《伤寒论》石膏、知母、甘草、粳米），即是以石膏为君药，是气分热盛的名方。本品还有祛暑除烦止渴的作用，治疗暑热烦渴及热病后期热邪未清、气津两亏。煅石膏有敛疮生肌、收湿止血的作用，多外用以治疗溃疡、湿疹等病证。

对于石膏的用量，临床灵活性较大。如民国医家张锡纯擅用石膏，在治疗外感热证或实热炽盛时多重用，少则二三两，多则七八两，用量之大令人惊叹。初学者在没有大量理论、临床基础的情况下，还当依据平常用量。

滑　石

【歌括】 滑石沉寒，滑能利窍，解渴除烦，湿热可疗。

【白话解】滑石味甘、淡，性微寒，归膀胱、胃经。性滑能够通利关窍，长于通利小便，是治疗膀胱湿热、小便淋涩的要药；清暑利湿，使暑湿之邪下行，从小便而解。又可缓解口渴、解除烦躁，长于治疗湿热诸证。

【用量用法】煎服，10～20克，宜包煎。外用适量，有清热收湿敛疮的作用，治疗湿疮、湿疹、痱子等皮肤疾患。

【按语】滑石之“利窍”，并不是单纯的通利小便，还可利毛膝之窍、利精关之窍，临床应用不必拘泥。脾虚、热病伤津及孕妇不宜用。

贝　母

【歌括】贝母微寒，止嗽化痰，肺痈肺痿，开郁除烦。

【白话解】贝母味苦、甘，性微寒，归肺、心经。既能清肺化热痰，又可润肺止燥咳，达到止咳化痰的效果，对热毒壅盛的肺痈、肺热咳吐黄痰，以及气阴两伤的肺痿、阴虚久咳均有较好疗效。又有清化郁热，开郁结、除烦热的功能，用于痰火郁结之瘰疬，及热毒壅结之乳痈、肺痈。

【用量用法】煎服，3～9克。川贝母可研末服，每次1～2克。

【按语】贝母产于浙江象山的名“浙贝母”，又名“象贝母”、“大贝母”；产于四川的名“川贝母”。二者功用相似，但在具体应用上又各有所长。在止嗽化痰方面，川贝味偏甘性偏润，长于润肺化燥，可用于肺热燥咳及虚劳咳嗽；浙贝味偏苦性偏泄，清肺泄热的功能胜于川贝，多用于风热犯肺或痰热咳嗽。在散结开郁方面，以浙贝为胜。

大　黄

【歌括】大黄苦寒，实热积聚，蠲[①]痰润燥，疏通便闭。

【注释】蠲（juān）：音捐，除去的意思。

【白话解】大黄味苦性寒，归脾、胃、大肠、肝、心包经。能够峻下实热，是治疗热结之要药；又可攻逐水饮痰浊；疏通腑道，治疗大便闭结不通症。

【用量用法】煎服，6～15克。生大黄泻下力强，入汤剂应后下，或用开水泡服，久煎则泻下力减弱；酒大黄泻下力较弱，活血祛瘀作用较好；大黄炭有止血作用。

【按语】大黄因其功能荡涤积滞、推陈致新，善于攻伐病邪，力量峻猛、取效快捷，有如能攻善战、平定国家祸乱的将军，故被誉为药中之“将军”。因其产于四川，故又常称作“川军”，酒大黄称“酒军”。

对于大黄的认识，应注意以下几点：一，大黄在临床上运用广泛，绝非仅能泻下。本品清热泻火、凉血解毒、泻下攻积，除通导肠中有形积滞外，还可清泻气分无形热毒以及血分之热；又有较好的活血化瘀通经的作用，是治疗瘀血的常用药。二，大黄性峻烈，易伤正气，用之宜慎。适用于实热积滞者；对于虚证便秘，反而会进一步损伤正气、阴津，加重病情。而且，大黄宜中病即止，不宜长期使用，虚证患者及孕妇都不宜妄用。三，配伍后可用于虚实夹杂证。通过与补虚药如人参等配伍，攻补兼施，可用于正虚邪实者；又如与麦冬、玄参等滋阴生津药配伍，可治疗津液大伤、热结未除者。对于热病伤阴者，可用大黄峻下热邪，称“急下存阴”，避免进一步地损耗阴津，而大黄本身无生津润燥之功，歌括中“润燥”当为此义。

柴　胡

【歌括】 柴胡味苦，能泻肝火，寒热往来[①]，疟疾均可。

【注释】 ①寒热往来：证名，忽寒忽热，寒与热交替往来，一天发作数次。

【白话解】 柴胡味苦、辛，性微寒，归肝、胆经。能够清泻肝经火热、疏散肝胆郁热，长于治疗邪在半表半里的寒热往来、胸胁苦满、口苦咽干、目眩等症，是治疗伤寒邪在少阳之要药。又有退热截疟之功，是治疗疟疾寒热的常用药。

【用量用法】 煎服，3～9克。醋炙柴胡疏肝解郁功能较强，鳖血炒用可退虚热。

【按语】 柴胡还可解表退热，用于外感表证发热；疏肝解郁、调畅气机，用于肝气郁结证；升举脾胃清阳，用于气虚下陷如脘腹坠胀、脏器脱垂等。本品其性升散，古人有“柴胡劫肝阴”之说，阴虚患者宜慎用。

前　胡

【歌括】 前胡微寒，宁嗽化痰，寒热头痛，痞闷能安。

【白话解】 前胡味苦、辛，性微寒，归肺经。能够降气止咳、清化热痰，适用于痰热壅肺所致的咳喘胸满、咯痰黄稠；又有疏散风热之功，治疗外感风热所致的头痛、身热、咳嗽；理气降气，还可用于胸膈痞满胀闷。

【用量用法】煎服，6～9克。

【按语】前胡是治疗咳、痰、喘的常用药，有以下几种情况：肺失宣降咳喘，可以降气平逆；痰热壅肺，可清化热痰；风热咳嗽，可解表宣肺、疏散风热。

白前与前胡，均能降气化痰，常相须为用。但白前性温，祛痰力量较强，多用于内伤属寒者；前胡性偏寒，兼能疏散风热，治疗外感属热者。

升 麻

【歌括】升麻性寒，清胃解毒，升提下陷，牙痛可逐。

【白话解】升麻味辛、微甘，性微寒，归肺、脾、胃、大肠经。功能清热解毒，治疗风热疫毒上攻之大头瘟、咽喉肿痛、痄腮、温毒发斑，尤其长于清解阳明热毒，治疗胃火炽盛所致的牙痛、齿龈肿痛、口舌生疮、咽喉肿痛等症；升阳举陷，升提清阳之气，治疗气虚下陷所致的脘腹重坠作胀、久泻脱肛、子宫下垂、肾下垂、月经量多或崩漏诸症。

【用量用法】煎服，3～9克。发表透疹、清热解毒宜生用，升阳举陷宜炙用。

【按语】升麻性能升散，发表退热，还可治疗外感发热；解表透疹，是治疗麻疹初起、透发不畅之要药。升阳举陷的力量较柴胡更强，二者常相须为用，如补中益气汤、升陷汤等。

桔 梗

【歌括】桔梗味苦，疗咽肿痛，载药上升，开胸利壅。

【白话解】桔梗味苦、辛，性平，归肺经。功能宣肺利咽，是治疗咽喉肿痛的要药；并有载药上行的作用，对于上部病变，可引导诸药上行而达病所，作为引经药；宣通胸中气机，通利痰邪壅阻，用于胸闷不畅者。

【用量用法】煎服，3~9克。

【按语】桔梗能宣肺祛痰，还可用于外邪犯肺的咳嗽气喘、肺热痰喘，以及肺痈咳嗽胸痛、咯痰腥臭者；又可宣开肺气而通二便，治疗癃闭、便秘，即"提壶揭盖"法。

紫　苏

【歌括】紫苏叶辛，风寒发表，梗下诸气，消除胀满。

【白话解】紫苏叶味辛性温，归肺、脾经。能够发汗解表散寒，力量较为缓和，用于治疗风寒轻证，或与其他解表药配伍而用；苏梗味辛、甘，性微温，归肺、脾、胃经，长于降气顺气，能够消除胸腹气滞胀满，并有顺气安胎的作用。

【用量用法】煎服，6~9克，不宜久煎。

【按语】紫苏能够行气宽中，和胃止呕，常用于治疗中焦气机郁滞，胸脘胀闷不舒、恶心呕吐；又有安胎之功，治疗胎气上逆，胸闷呕吐者。另外，本品还可解鱼蟹毒，用于鱼蟹中毒而致的腹痛吐泻。

麻　黄

【歌括】麻黄味辛，解表出汗，身热头痛，风寒发散。

【白话解】麻黄味辛、微苦，性温，归肺、膀胱经。善于发汗解表散寒，发散在表之寒邪，主治外感风寒所致的头痛身热诸症。

【用量用法】煎服，3～9克。蜜炙麻黄可减弱发汗力量，多用于止咳平喘。

【按语】麻黄还可宣肺平喘，是治疗肺气壅遏不宣所致咳喘的要药。利水消肿，一方面上宣肺气，使肌肤之水湿从毛窍外散；另一方面通调水道，下输膀胱，使水湿从小便而解。辛散温通，通、透的作用强，无孔不入，还可用于风寒痹证、阴疽、痰核等病证。

本品长于宣肺气、开腠理、通毛窍，发汗力强，为发汗解表之要药。因其发汗之力峻猛，临床当根据病人体质、外感风寒的轻重程度斟酌药量，以免发汗过度而损伤正气、津液。表虚、阴虚患者均须慎用。古有南方人不宜用麻黄之说，即是由于南方多腠理疏松、不耐峻烈发汗的体质决定的。

麻黄根味甘，性平。与麻黄发汗作用相反，麻黄根长于止汗，善治自汗、盗汗。

葛 根

【歌括】葛根味苦，祛风发散，温疟[①]往来，止渴解酒。

【注释】①温疟：疟证的一种。先伤于风，后伤于寒，先热而后寒，寒热往来，交替而作。

【白话解】葛根味苦（今通常认为味甘、辛），性凉，归脾、胃经。能够疏散风邪、发汗解表、解肌退热，外感风寒、外感风热均可配伍使用，尤其长于缓解外邪郁阻、经气不利所致的项背强急、颈痛不舒，并可治疗先热后寒、往来不止的温疟；又能清热生津止渴、解散酒毒。

【用量用法】煎服，9～15克。煨葛根长于升阳止泻。

【按语】葛根又能清透邪热，发散疹毒，用于麻疹初起，表邪外束、疹出不透者。本药的生津是通过升举脾胃清阳之气，使津液上达而止渴；又能通过升举清阳而止泻止痢，是湿热泻痢、脾虚泄泻的常用药。葛花味甘性平，擅解酒毒，有醒脾和胃的作用。

薄　荷

【歌括】薄荷味辛，最清头目，祛风化痰，骨蒸宜服。

【白话解】薄荷味辛性凉，归肺、肝经。气味芳香，质轻升浮，善通上窍，最能清利头目，长于治疗头痛、目赤、牙痛、咽喉肿痛等风热上攻诸症；疏风散热，是辛凉解表药中宣散表邪力量较强的，且有一定的发汗作用，是治疗外感风热以及温病初起、邪在卫分的常用药；味辛能通，可化痰结，能吐热痰治疗痰证失音，祛风痰用于伤风咳嗽。炒炭可用于骨蒸劳热。

【用量用法】煎服，3～6克，后下。

【按语】薄荷还有宣毒透疹、祛风止痒之功，用于麻疹不透、风疹瘙痒；疏肝行气解郁，用于肝郁气滞证；又有解暑的作用。

防　风

【歌括】防风甘温，能除头晕，骨节痹疼，诸风口噤[①]。

【注释】①口噤：指牙关紧急、口不能张开的症状。可因内有积热、外中风邪、痰凝气滞、瘀阻经络所致，见于中风、痉病、惊厥等疾患。

【白话解】防风味辛、甘，性微温，归膀胱、肝、脾经。长于祛风，能够消除风证头晕；除辛温祛风外，还可胜湿止痛，为痹证骨节疼痛的常用药；息风止痉，治疗内风妄动引起的牙关紧闭、头项强直、四肢抽搐等症。

【用量用法】煎服，3~9克。

【按语】防风气味俱升，擅长治疗各种风证，有“治风通药”之称。又因其功效平和，温而不燥，被称为“风药之润剂”。除此之外，还有散寒发汗的作用，祛风力强，解表力量较弱，配伍后感冒风邪之属寒、属热、属虚者皆可运用；还能祛风止痒，治疗风疹瘙痒等皮肤病。

荆芥

【歌括】荆芥味辛，能清头目，表汗祛风，治疮消瘀。

【白话解】荆芥味辛性微温，归肺、肝经。能够祛风邪而利头目，发汗解表，适用于外感轻证，或与其他解表药配伍，应用于风寒、风热感冒。又能透疹消疮、宣通瘀结，治疗疮疡初起兼有表证者。

【用量用法】煎服，3~9克，不宜久煎。荆芥穗发汗祛风力更强；荆芥炭长于止血。

【按语】荆芥透表祛风止痒，还可用于麻疹不透、风疹瘙痒；炒炭后并有理血止血的作用，且止血而不留瘀，是吐血、衄血、便血、崩漏等多种出血证的常用药。文句中的“清头目”，不是清热义，而是通过祛除风邪使头目清利。

荆芥与防风性味功效相似，均温而不燥，药性和缓，是发散风寒药中药性最为平和的。同时，二者都能够祛风止痒，用于风疹瘙痒。但荆芥质轻透散，发汗之力强于防风，又能消疮、止血；防风质松而润，祛风之力较强，又能胜湿、止痛、止痉。

细 辛

【歌括】 细辛辛温，少阴头痛，利窍通关，风湿皆用。

【白话解】 细辛味辛性温，归肺、肾、心经。功能解表散寒、祛风止痛，走窜力强，既能入肺经散在表之风寒，治疗外感头身疼痛；又能入肾经除在里之寒邪，治疗少阴头痛、手足不温。芳香透达，通利九窍，上达巅顶，治疗风寒性的头痛、牙痛，通鼻窍而治疗鼻塞、鼻渊，研末吹鼻可醒神开窍用于神志昏迷的急救。还能搜剔筋骨间的风湿而蠲痹止痛，治疗风湿痹痛、腰膝冷痛。

【用量用法】 煎服，1～3克，散剂每次服0.5～1克。

【按语】 细辛有较强的止痛效果，用于各种疼痛，以寒性疼痛效果更佳；温肺化饮，用于风寒咳喘、寒饮停肺。本品有小毒，药性比较猛烈，古有“细辛不过钱”之说，单用时尤其要注意剂量不宜过大。反藜芦。

羌 活

【歌括】 羌活微温，祛风除湿，身痛头痛，舒筋活络。

【白话解】羌活味辛、苦，性温，归膀胱、肾经。气味雄烈，能够祛风胜湿、散寒止痛，又有较强的解表作用，在外常用于风寒束表、一身尽痛，以及外感风寒夹湿或风湿在表所致的头颈强痛、肢体酸痛；又能温经通脉、舒筋活络，有较强的祛风湿、止痹痛的作用，在内常用于风寒湿痹、筋骨疼痛，更以消除头项、肩背之痛见长，因此上半身的风寒痹证，肩背疼痛者尤为多用。

【用量用法】煎服，3~9克。

【按语】因本品辛香温燥之性较烈，阴血亏虚者慎用。用量过多，易致呕吐，故不可过量，脾胃虚弱者不宜服。

独 活

【歌括】独活甘苦，颈项难舒，两足湿痹，诸风能除。

【白话解】独活味甘、苦（今通常认为味辛、苦），性微温，归肾、膀胱经。功能祛风散寒除湿，在外可用于外感风寒挟湿所致的头痛头重、颈项强痛、一身尽痛，常与羌活相配伍；在内是治疗风湿痹痛的主药，尤以腰膝、腿足关节疼痛属下部寒湿者为宜，可治疗风湿引起的腿足痹痛，祛除各种风证。

【用量用法】煎服，3~9克。

【按语】羌活与独活均有祛风散寒除湿之功，二者相较，羌活性较燥烈，发散力强，治疗病位在上；独活性较缓和，发散力较弱，治疗病位在下，二者可相须为用。另外，独活还擅长治疗少阴肾经头痛。

知　母

【歌括】知母味苦，热渴能除，骨蒸有汗，痰咳皆舒。

【白话解】知母味苦、甘，性寒，归肺、胃、肾经。能够清热泻火、润燥生津，解除高热口渴；滋肾阴、泻虚火，治疗阴虚火旺之骨蒸盗汗；泻肺热、润肺燥，使肺热痰嗽得到缓解。

【用量用法】煎服，6～12 克。

【按语】知母兼具清热、滋阴之功，因此对于实热之热病烦渴、肺热咳喘、胃火炽盛，以及虚热之肾阴虚火旺的骨蒸潮热、胃阴虚火旺的消渴证，均有较好疗效。

在治疗气分热盛及肺热咳喘方面，知母与石膏功效相似，多相须为用。二者相较，石膏长于清解，多用于实火；知母长于清润，可用于阴虚火旺。知母质润，有滑肠作用，脾虚便溏者慎用。

白　芷

【歌括】白芷辛温，阳明头痛，风热瘙痒，排脓通用。

【白话解】白芷味辛，性温，归肺、胃、大肠经。功能散寒止痛，善入足阳明胃经，是治疗外邪侵犯阳明经引起的前额眉棱骨疼痛以及牙龈肿痛的要药；又能祛风止痒，治疗皮肤风热瘙痒；散结消肿、止痛排脓，在疮疡肿毒的各个时期，如初期、脓成未溃期、脓溃期均可使用，是治疗痈疽疮毒、乳痈肿痛的常用药。

【用量用法】煎服，3 ~9 克。又可外用。

【按语】白芷祛风解表散寒之力较为温和，而以止痛、通鼻窍见长，擅长治疗外感风寒所致的头身疼痛、鼻塞流涕，以及鼻渊鼻塞不通，浊涕不止。又善除阳明经湿邪而燥湿止带，用于治疗妇科带下病。

藁 本

【歌括】藁本气温，除头巅顶，寒湿可祛，风邪可屏[①]。

【注释】①屏（bǐng）：音丙，通摒，摒除之意。

【白话解】藁本味辛性温，归膀胱经。功能祛风散寒、除湿止痛，长于发散太阳经风寒湿邪，并有较好的止痛作用，是治疗太阳风寒、巅顶头痛的要药；又善于祛风散寒除湿，治疗风寒湿痹、关节疼痛及风邪为患者。

【用量用法】煎服，3 ~9 克。

【按语】藁本辛散温通，能够上达巅顶头面，外至皮肤腠理，内至肌肉、经络、筋骨，作用部位广泛，为风、寒、湿邪为患的常用药。

香 附

【歌括】香附味甘，快[①]气开郁，止痛调经，更消宿食[②]。

【注释】①快：使动用法，使气机畅通。

②宿食：指饮食停积肠胃，不能正常运化消导的病证。

【白话解】香附味辛、微苦、微甘，性平，归肝、脾、三焦经。功能理气止痛，是疏肝行气解郁之要药，治疗肝气郁结、胁肋疼痛诸症；又长于疏肝调经止痛，治疗妇科月经不调、痛经、乳房胀痛等症，有“女科之主帅”的称谓；还能舒脾气而治疗脾胃气滞、宿食不消、腹痛纳呆等症。

【用量用法】煎服，6~9克。醋炙香附止痛功能增强。

【按语】香附的功效主要为理气止痛，除疏肝气、调脾气外，还可通调三焦之气而畅一身气机，因此有“气病之总司”的称谓；气行则血行，故长于治疗气滞血瘀及妇科月经不调诸症，又被称为“气中之血药”。

乌药

【歌括】乌药辛温，心腹胀痛，小便滑数，顺气通用。

【白话解】乌药味辛性温，归脾、肾、膀胱经。功能行气止痛，治疗寒凝气滞所致的胸腹胀痛；温肾散寒，治疗肾阳不足、膀胱虚冷所致的小便频数、遗尿，是理气顺气的常用药物。

【用量用法】煎服，3~9克。

【按语】乌药气味雄厚，善于行散，入肺而宣通、入脾而宽中、入肾与膀胱而温肾散寒，故适用于上、中、下焦气滞寒凝诸证。除上述功用外，还可用于中焦气滞之脘腹胀痛、寒凝肝脉之寒疝腹痛、寒凝气滞之痛经等。与香附、木香功能相似，但行气力量更为峻猛。

枳实

【歌括】枳实味苦，消食除痞，破积化痰，冲墙倒壁。

【白话解】枳实味苦、辛、酸，性温，归脾、胃、大肠经。辛行苦降，善破气除痞、消积导滞，治疗脘腹痞满胀痛以及饮食积滞；破气行滞化痰，力量峻猛，破除积滞犹如冲墙倒壁一般。

【用量用法】煎服，3～9克。麸炒药性较为缓和。

【按语】枳实最突出的特点是味辛善行，因行气功能强，力量峻烈，故称“破气”。气行则食积可消、痞胀可除、痰结可化；气机通畅又可“通则不痛”治疗气滞诸痛，气行则血行又可用于气滞血瘀。因本品行气力量峻猛，虚证、孕妇慎用，以免破气伤气。

枳壳

【歌括】枳壳微温，快气宽肠，胸中气结，胀满堪尝。

【白话解】枳壳味苦、辛，性微温（今通常认为性微寒），归肺、脾、胃、大肠经。长于行气开胸、宽中除胀，治疗肝郁气滞胸胁胀闷，以及肠胃积滞脘腹胀痛。是治疗胀满的常用药。

【用量用法】煎服，3～9克。麸炒药性较为缓和。

【按语】枳壳与枳实功效相近，但枳实性温，行气力强，能够破积导滞，用于积滞重者；枳壳性微寒，行气力缓，功能宽中理气、消胀除满，多用于积滞轻者。

白豆蔻

【歌括】白蔻辛温，能祛瘴翳[①]，益气调元，止呕和胃。

【注释】①瘴翳：多称“障翳”，黑睛上生出的障膜，导致视物不清。

【白话解】白豆蔻味辛性温，归肺、脾、胃经。能够祛除因肺寒引起的目生翳障、视物不清；补肺气、理元气，益上焦而通中焦；长于行气宽中、温胃止呕，善治寒湿中阻、脾胃气滞所致的呕吐。

【用量用法】煎服，3~6克，入汤剂宜后下。

【按语】白豆蔻的主要功效是化湿、行气、温中，对于湿浊、气滞、寒凝都有一定疗效。寒邪凝滞收引、湿邪重浊黏腻，均易阻滞气机而致气滞，故临床常见寒凝气滞、湿阻气滞，又有寒湿气滞并见者，用白豆蔻最为相宜。

青 皮

【歌括】青皮苦温，能攻气滞，削坚平肝，安胃下食。

【白话解】青皮味苦、辛，性温，归肝、胆、胃经。辛散温通，力量峻猛，能够破气治疗气滞诸证，主治肝郁气滞导致的胸胁胀痛，中焦气滞引起的脘腹胀痛、食积停滞；疏肝理气、散结止痛，治疗肝郁气结所致的疝气疼痛、乳房胀痛结块、乳痈肿痛，以及气滞血瘀所致的癥瘕积聚、久疟痞块；和降胃气、消积化滞，治疗饮食积滞。

【用量用法】煎服，3~9克。醋炙青皮疏肝止痛力强。

【按语】青皮破气力强，气虚者慎用。

陈 皮

【歌括】陈皮甘温，顺气宽膈，留白和胃，消痰去白[①]。

【注释】①白：指橘白，果皮内层的白色部分；外层红色部分称橘红。

【白话解】陈皮味甘（今通常认为味辛、苦），性温，归脾、肺经。能够理气宽中，治疗中气不和而致的胸膈脘腹胀闷不舒。保留橘白，能够减低燥性和行散之力，多用于和胃理气；去掉橘白而仅用橘红，则燥湿行散力强，多用于痰湿水饮。

【用量用法】煎服，3～9克。

【按语】陈皮即橘皮，因以陈久者为佳，故称陈皮。长于理气健脾、燥湿化痰。从作用部位来看，可从肺、脾两方面掌握：入肺经，宣肺气而燥湿痰，又能温化水饮，主治痰湿犯肺、寒痰咳嗽，为治痰之要药；入脾经，行气止痛、健脾和中，用于脾胃气滞、食积气滞、湿阻中焦，尤其长于治疗中焦寒湿气滞。因肺主一身之气，脾为气机升降之枢，而陈皮功善宣肺理脾，故是治疗气机不畅的重要药物。

陈皮、青皮同为橘的干燥果皮，采收时间不同，陈皮为成熟果皮，青皮为未成熟果皮。二者均可理中焦之气，治疗脾胃气滞、食积等证，但陈皮性温而不峻，行气力缓，又可入肺经燥湿化痰；青皮性峻力猛，破气攻积，又能入肝经疏肝散结。

苍　术

【歌括】苍术甘温，健脾燥湿，发汗宽中，更祛瘴疫[①]。

【注释】①瘴疫：感受南方山林间湿热瘴毒所致的一种温病。

【白话解】苍术味甘（今通常认为味辛、苦），性温，归脾、胃、肝经。苦温燥湿以祛湿浊，辛香健脾以和脾胃，主治湿阻中焦、脾失健运；辛香燥烈，在外能开肌腠而发汗，祛在表之风寒湿邪；在内能燥湿宽中，用于湿邪困脾所致之泄泻、便溏；气味芳香，长于辟秽化浊，治疗瘴疫。

【用量用法】 煎服，6～12 克。米泔水制可减缓辛燥之性。麸炒苍术可缓其燥性，气变芳香，增强健脾燥湿的作用，是临床常用药。

【按语】 苍术辛散苦燥，长于祛湿化浊，还可用于痹证湿胜者，以及妇女带下等症。白术与苍术，古时不分，统称为“术”，后世分别入药。二药均具健脾、燥湿之效，然白术以健脾益气为主，多用于脾虚湿困而偏于虚证者；苍术以苦温燥湿为主，适用于湿浊内阻而偏于实证者。此外，白术还有利尿、止汗、安胎的功效；苍术还有发汗解表、祛风湿、明目的作用。

厚 朴

【歌括】 厚朴苦温，消胀泄满，痰气下利，其功不缓。

【白话解】 厚朴味苦、辛，性温，归脾、胃、肺、大肠经。功能行气消胀，下气除满，为消除胀满的要药，善治湿阻中焦所致的脘腹胀满；又能燥湿消痰，下气平喘，治疗痰饮阻肺的咳嗽气喘；燥湿行气，治疗湿郁气滞的泄泻。气味雄烈，功效卓著。

【用量用法】 煎服，3～9 克。

【按语】 厚朴的功效，归纳而言，主要有下气、燥湿两个方面，主治气逆气滞、痰饮湿浊。本品苦降下气，既可除无形之湿满，治疗胀满；又可消有形之实满，治疗热结便秘、食积不下等证。此外，因其兼具燥湿消痰、下气宽中之效，是治疗七情郁结、痰气交阻所致梅核气的要药，症见自觉咽中如有物阻，咽之不下，吐之不出。

南星

【歌括】 南星性热，能治风痰[①]，破伤强直，风搐自安。

【注释】 ①风痰：病证名，痰证之一，指痰扰肝经的病证，或素有痰疾，因感受风邪而发者。

【白话解】 天南星味苦、辛，性温，有毒，归肺、肝、脾经。本品归肝经，走经络，善祛风痰而止痉厥，治疗风痰留滞经络所致的半身不遂、口眼㖞斜，破伤风角弓反张、痰涎壅盛，以及风痰眩晕等。凡风动抽搐诸证，服用此药可得安宁。

【用量用法】 煎服，3～9克。一般姜制后运用，以缓解毒性。生南星有毒，内服宜慎，一般0.3～1.2克，多入丸散。

【按语】 天南星性温而燥，有较强的燥湿化痰之功，用于治疗湿痰阻肺、咳嗽痰多；外用能消肿散结止痛，治疗痈疽痰核、毒蛇咬伤。

天南星经牛胆汁拌制加工后，为胆南星，味甘、微辛，性凉，归肝、胆经。功能清热化痰、息风定惊。

半夏

【歌括】 半夏味辛，健脾燥湿，痰厥[①]头痛，嗽呕堪入。

【注释】 ①痰厥：厥证之一，指痰盛气闭所致的四肢厥冷，甚至昏厥的病证。

【白话解】半夏味辛性温，有毒，归脾、胃、肺经。能够燥湿化痰、健脾和胃，味苦降逆，可治疗湿痰上阻清阳而致的头痛，以及痰湿困于中焦所致的胸脘胀满、不思饮食。长于化痰止嗽、降逆止呕，是治疗气逆冲上、咳嗽呕吐的常用药。

【用量用法】煎服，3~9克。一般用制半夏，姜半夏长于降逆止呕，法半夏长于燥湿且温性较弱，半夏曲有化痰消食之功，竹沥半夏善清化热痰。

【按语】此处所谓“健脾”，并不是说半夏有类似人参、黄芪的补脾益气的功能，而是因为脾脏喜燥而恶湿，半夏能燥湿化痰，使被湿邪困阻的脾脏恢复正常运化，从而达到健脾的作用，为“五脏以喜为补”之义。半夏辛开散结，又有消痞散结之功；并可外用治疗瘿瘤、痰核、痈疽肿毒、毒蛇咬伤。反乌头。

藿香

【歌括】藿香性温，能止呕吐，发散风寒，霍乱①为主。

【注释】①霍乱：泛指突然剧烈吐泻、心腹绞痛、挥霍撩乱的疾患，可由饮食不洁或感受暑湿，体内清浊之气混乱引起。与西医学所说的霍乱弧菌引起的疾病意义不同。

【白话解】藿香味辛，性微温，归脾、胃、肺经。气味芳香，能够化湿和中止呕，治疗湿浊中阻所致的呕吐；发散风寒，主治暑月外感风寒，内伤生冷所致的恶寒发热、头痛脘闷，以及感受暑湿、脾胃不和出现的上吐下泻症。

【用量用法】煎服，6~9克。鲜品用量加倍，长于解暑。

【按语】藿香气味芳香，是芳化湿浊的要药，多用于湿阻中焦的脘腹痞闷、少食作呕、神疲体倦等症。本品既能化湿，又可解暑，是暑季湿热的常用药物。

槟　榔

【歌括】槟榔味辛，破气杀虫，祛痰逐水，专除后重①。

【注释】①后重：时时想要大便而又便不下来，肛门重坠不适的感觉。多兼见腹痛急迫欲便，称里急后重。

【白话解】槟榔味苦、辛，性温，归胃、大肠经。其性下行，行气力量较强，能够驱杀绦虫、蛔虫、蛲虫、钩虫、姜片虫等多种肠道寄生虫，尤以治绦虫证疗效最佳；行气利水、祛除痰饮，治疗因痰饮内停所致的胸腹胀满、水肿、脚气肿痛（脚气一词注释见木瓜条）；善行肠胃之气，消积导滞通便，长于治疗食积引起的泄泻、腹痛，以及湿热痢疾、里急后重症。

【用量用法】煎服，3～9克。驱杀绦虫、姜片虫可用至30～60克。生用力强，炒用力缓。

【按语】槟榔还有截疟的作用，是疟疾的常用药。脾虚便溏或气虚下陷者忌用。

大腹皮

【歌括】腹皮微温，能下膈气，安胃健脾，浮肿消去。

【白话解】大腹皮味辛，性微温，归脾、胃、大肠、小肠经。有降气作用，能够下气宽中；长于消导胃肠积滞，健运脾胃，是宽中利气之捷药，用于治疗食积气滞之脘腹痞胀、嗳气吞酸、大便不调等症；又能开宣肺气、行水消肿，治疗水湿外溢、皮肤水肿、小便不利，以及脚气肿痛、二便不通。

【用量用法】 煎服，3～9克。

【按语】 所谓“安胃健脾”，是指大腹皮行气导滞，调畅中焦气机，恢复脾升胃降的枢纽功能，使脾胃安宁，发挥其正常的运化功能。而不是一般意义上的“补药”。

香 薷

【歌括】 香薷味辛，伤暑便涩[①]，霍乱水肿，除烦解热。

【注释】 ①便涩：此处指小便赤涩。

【白话解】 香薷味辛，性微温，归肺、脾、胃经。在外能发汗解表散寒，在内能化湿和中解暑，故多用于夏季外感风寒兼湿困脾胃者，症见头痛恶寒、发热无汗，小便赤涩、腹痛霍乱吐泻等，被称为“夏月解表之药”；又能利水消肿，外能发汗解表使水湿从肌表而散，内能通畅水道使水湿从小便而解，用于治疗水肿、脚气浮肿；还有解除暑邪烦热的功能。

【用量用法】 煎服，3～9克。解表量不宜大，不宜久煎；利水消肿，量宜稍大，且须浓煎。

【按语】 以香薷为君药的香薷饮（香薷、厚朴、白扁豆）因暑季常用，被前人誉为“治暑病之首药”。但本品辛温发散，切不可暑月代茶饮以期辟暑，以防耗伤正气。必须辨证而用，正虚者忌用。

猪　苓

【歌括】猪苓味淡，利水通淋[①]，消肿除湿，多服损肾。

【注释】①淋：即淋证，指小便涩痛、滴沥不尽的病证。

【白话解】猪苓味甘、淡，性平，归肾、膀胱经。淡渗利湿，善于通调水道，利水作用较强，能够通利小便，治疗小便不利、淋漓涩痛；消除水湿停聚的水肿病，使水湿从小便而解。不宜多服，以防消耗津液、损伤肾阴。

【用量用法】煎服，6～12克。

【按语】猪苓与茯苓均有利水消肿的作用，用于水肿、小便不利的治疗，常相须为用，如五苓散（茯苓、猪苓、泽泻、白术、桂枝）即以此二药为主药。二者相较，猪苓利水作用强于茯苓，无补益之功；茯苓较为平和，能补能利，既能渗湿，又能健脾。

扁　豆

【歌括】扁豆微凉，转筋[①]吐泻，下气和中，酒毒能化。

【注释】①转筋：肢体筋脉牵掣拘挛、痛如扭转的病证。常发于小腿肚，甚则牵连腹部拘急。

【白话解】白扁豆味甘，性微凉（今通常认为性微温），归脾、胃经。可治疗暑湿吐泻伤津所致的转筋疼痛；能够补气健脾而和中，治疗脾虚湿滞诸证；生品绞汁服又有解酒毒的功用。

【用量用法】煎服，9～15克。炒扁豆可使健脾止泻功能增强。

【按语】白扁豆功能补脾和中，兼能化湿，药性温和，补而不滞；性虽偏温，却无温燥伤津之弊，是一味十分平和的药物。但味轻气薄，单用无功，多与其他补气、化湿药配伍使用，发挥辅助作用。

泽　泻

【歌括】泽泻苦寒，消肿止渴，除湿通淋，阴汗[①]自遏[②]。

【注释】①阴汗：前阴有汗，为湿热下注的表现。

②遏（è）：音饿，止的意思。

【白话解】泽泻味苦（今通常认为味甘）性寒，归肾、膀胱经。能够利水渗湿，消除水湿停聚之水肿、小便不利；长于清利下焦湿热，用于湿热下注而致的阴汗；尤其长于清膀胱之热，利尿通淋，用于湿热淋证、小便涩痛。

【用量用法】煎服，6~9克。

【按语】此处所言“止渴”，并不是一般意义上的“生津止渴”，应包括两方面内容：一，水湿停聚，津液不能正常上达于口，因此病人感觉口渴。泽泻能泻水湿、行痰饮，痰湿去后，津液就可以正常布散，达到止渴的效果。二，肾阴不足、相火偏亢，虚火煎灼津液，津亏而口渴。泽泻能够清泻肾经虚火，清火而保津。此外，本品还能够治疗肾阴不足、相火偏亢所致的遗精、潮热。

木　通

【歌括】木通性寒，小肠热闭，利窍通经，最能导滞。

【白话解】木通味苦性寒，有毒，归心、小肠、膀胱经。能够利水消肿、下利湿热，善治小肠有热的小便淋漓涩痛或小便不通；长于通利关窍、血脉，常用于治疗妇科血瘀经闭、乳汁不通，以及湿热痹痛、关节疼痛；最能通导积滞。

【用量用法】煎服，3～6克。

【按语】木通下能泄小肠之热，上能清心经之火，常用于心火上炎所致的口舌生疮，或心火下移小肠所致的心烦尿赤。

木通有毒，用量过大会引起急性肾衰竭，因此临床应合理配伍，且不宜过量服用和久服。木通分川木通和关木通，因关木通毒性较大，目前临床上多用川木通。

车前子

【歌括】车前子寒，溺涩①眼赤，小便能通，大便能实。

【注释】①溺涩：溺同尿；溺涩即小便不畅。

【白话解】车前子味甘，性微寒，归肝、肾、肺、小肠经。能够利尿通淋，常用于小便不利、水肿等证；又能清膀胱热结，用于湿热下注膀胱而致的小便淋漓涩痛；善清肝热而明目，治疗目赤涩痛；渗泄水湿，分别清浊，使肠道之水湿从小便而解，从而利小便而实大便，治疗小便不利之水泻。

【用量用法】煎服，9～15克。宜包煎。

【按语】车前子还能清肺化痰止咳，治疗肺热咳嗽痰多。

车前草为车前的全草，性能功效与车前子相似，兼有清热解毒的作用。

地骨皮

【歌括】地骨皮寒，解肌退热，有汗骨蒸，强阴凉血。

【白话解】地骨皮味甘性寒，归肺、肝、肾经。甘寒清润滋阴，善清肝肾之虚热，解阴虚皮肤之蒸热，除有汗之骨蒸，是退虚热、疗骨蒸之佳品。并能入血分，有清热凉血止血的功效，常用于治疗血热妄行的吐血、衄血、尿血等。

【用量用法】煎服，9～15克。

【按语】地骨皮还善清泄肺热，除肺中伏火，多用于治疗肺火郁结的咳嗽气喘。

木　瓜

【歌括】木瓜味酸，湿肿脚气[①]，霍乱转筋，足膝无力。

【注释】①脚气：又名缓风、脚弱，因外感湿邪风毒，或饮食厚味所伤，积湿生热，流注腿脚而成。其症先见腿脚麻木、酸痛、软弱无力，或挛急，或肿胀，或萎枯，进而入腹攻心，出现小腹不仁、呕吐不食、心悸、胸闷、气喘、神志恍惚等症状。

【白话解】木瓜味酸性温，归肝、脾经。能够温通化湿、舒筋活络，常用于治疗感受风湿、脚气肿痛；又能祛湿除痹，用于风湿痹证的治疗，尤其是治疗湿痹筋脉拘挛的要药；温香入脾，能化湿和胃、舒筋缓急，缓解湿阻中焦之腹痛吐泻转筋。

【用量用法】煎服，6～9克。

【按语】木瓜还有消食之功，用于食积纳呆；又能生津止渴，用于津伤口渴。

威灵仙

【歌括】 威灵苦温，腰膝冷痛，消痰痃①癖②，风湿皆用。

【注释】 ①痃（xuán）：音玄，积聚生于腹中脐旁的称痃。

②癖（pǐ）：音痞，积聚潜伏于两胁间的叫癖。

【白话解】 威灵仙味苦（今通常认为味辛、咸），性温，归膀胱经。辛散温通，善祛风湿、通经络而止痛，是治疗风湿痹痛、腰膝冷痛的要药；消痰逐饮、软坚散结，治疗痰饮、积聚、痃、癖。凡是风湿引起的病证均可运用。

【用量用法】 煎服，6～9 克。

【按语】 威灵仙温通能散，性猛善走，通行十二经，凡风湿痹痛，无论上下皆可应用，尤其善治风邪偏盛者。还能软坚而消骨鲠。

牡丹皮

【歌括】 牡丹苦寒，破血通经，血分有热，无汗骨蒸。

【白话解】 牡丹皮味苦、辛，性微寒，归心、肝、肾经。能够活血祛瘀、通行血脉，常用于血滞经闭、痛经等妇科疾患，以及跌打损伤血瘀疼痛。又有清热凉血之功，善清营分、血分实热，治疗温毒发斑、血热吐衄；又能清透血中伏热，是治疗无汗骨蒸的要药。

【用量用法】 煎服，6～12 克。清热凉血宜生用，活血祛瘀宜酒炙用。

【按语】牡丹皮于清热凉血的同时，还有散瘀消痈之功，善治火毒炽盛、痈疮肿毒，是治疗瘀热互结肠痈初起的常用药。

玄　参

【歌括】玄参苦寒，清无根火[1]，消肿骨蒸，补肾亦可。

【注释】①无根火：即虚火。

【白话解】玄参味甘、苦、咸，性微寒，归肺、胃、肾经。功能清热、滋阴，善治阴虚火旺骨蒸烦热；又能清热凉血、泻火解毒消肿，治疗目赤肿痛、咽喉肿痛、瘰疬、白喉、痈疮肿毒；还有滋补肾阴的作用。

【用量用法】煎服，9～15 克。

【按语】玄参能入血分而凉血，还常用于温病热入营分、身热夜甚，热入心包、神昏谵语，及温病气血两燔、温毒发斑；生津润燥，常用于治疗热病伤阴、口渴咽燥、津伤便秘。

本品虽有滋阴作用，但性偏降火，阴虚火旺者最宜；阴虚火不盛者，不宜久服。反藜芦。

沙　参

【歌括】沙参味苦，消肿排脓，补肝益肺，退热除风。

【白话解】沙参味苦（今通常认为味甘），性微寒。能够消肿排脓，治疗肺中有热、咳吐脓血的肺痈，以及瘰疬、疮疡；清肺火、滋肺阴，适用于阴虚肺燥有热者，症见劳嗽咳血或燥咳痰少；滋补肝阴，治疗肝阴虚所致的胁肋疼痛；本品滋阴生津，能退阴虚内热，除津亏燥风，用于风热瘙痒。

【用量用法】煎服，4.5～9克。

【按语】沙参有北沙参和南沙参两种，来源于两种不同的植物。二者功用相似，均以养阴清肺、益胃生津为主要功效，但北沙参清养肺胃功能稍强，多用于肺胃阴虚有热者；南沙参兼有益气、祛痰作用，更宜于气阴两伤及肺燥咳嗽者。

丹 参

【歌括】丹参味苦，破积调经，生新去恶，祛除带崩。

【白话解】丹参味苦，性微寒，归心、心包、肝经。善能通行血脉，活血调经，药性平缓，祛瘀生新而不伤正，是妇科活血调经的常用药，治疗血瘀所致的月经不调、经闭、痛经、产后腹痛、崩漏，尤其适于血瘀有热者。

【用量用法】煎服，6～15克。活血化瘀宜酒炙用。

【按语】丹参善能通行血脉，祛瘀止痛，除妇科病证外，还可用于血瘀心痛、癥瘕积聚、跌打损伤等证。因其在血瘀证的应用方面十分广泛、有效，故前人有“一味丹参散，功同四物汤”之说。又有凉血消痈之功，用于热毒瘀阻的疮痈肿毒；活血养血以安神定志，用于热病烦躁、心悸失眠证。

苦 参

【歌括】苦参味苦，痈肿疮疥，下血肠风①，眉脱赤癞②。

【注释】①肠风：以便血为主症的疾病，指痔疮出血或风邪所致的便下鲜血。

②癞：即疠风，又称大风恶疾、麻风，由体虚感受暴疠风毒、邪滞肌肤或传染而发。初起患处麻木不仁，次发红斑，继则肿溃无脓，久之可蔓延全身肌肤，出现眉落、目损、鼻崩、唇裂等症。

【白话解】苦参味苦性寒，归心、肝、胃、大肠、膀胱经。能够清热燥湿、解毒杀虫止痒，可用于治疗痈肿，又是湿疹湿疮、疥癣、瘙痒等皮肤疾患的常用药；清热燥湿，除胃肠湿热而治疗痢疾下血、肠风泄泻；还可用于眉毛脱落、面色发红的麻风病。

【用量用法】煎服，3～9克。外用适量，煎汤外洗或熏洗。

【按语】苦参还可用于妇科湿热带下、阴肿阴痒证，可内服，也可煎汤外洗。外洗法还常用于各种皮肤疾患。反藜芦。

龙　胆

【歌括】龙胆苦寒，疗眼赤痛，下焦湿肿，肝经热烦。

【白话解】龙胆草味苦性寒，归肝、胆经。善泻肝胆实火，用于治疗肝火上炎之目赤肿痛、口苦咽干，肝经热盛之胁肋灼痛、烦躁、热极生风高热抽搐等证；清下焦湿热，治疗湿热下注的阴肿阴痒、带下黄臭。

【用量用法】煎服，3～6克。

【按语】龙胆长于清热燥湿，还常用于湿热黄疸及湿疹瘙痒。因味苦性寒，脾胃虚寒者不宜用。

五加皮

【歌括】五加皮寒，祛痛风痹，健步坚筋，益精止沥。

【白话解】五加皮味辛、苦，性寒（今通常认为性温），归肝、肾经。能够祛风湿、止痹痛，治疗风湿痹痛，因其兼有补益之功，尤其适用于老人及久病体虚的痹证患者；有温补之效，补益肝肾、强健筋骨，常用于肝肾不足所致的筋骨痿软、小儿行迟；且能填肾精，治疗肾虚约束失司的小便淋漓不尽。

【用量用法】煎服，4.5～9克。

【按语】五加皮还能温肾而除湿利水，治疗肾阳虚水肿、小便不利。

五加皮有南北之分，南五加皮长于补肝肾、强筋骨、祛风湿；北五加皮（又叫香加皮）长于利水祛湿，有一定毒性。二者功效有异，临床不可混淆。

防己

【歌括】防己气寒，风湿脚痛，热积膀胱，消痈散肿。

【白话解】防己味苦、辛，性寒，归膀胱、肺经。能够苦寒降利，清热利水，善走下行而清泄下焦膀胱湿热，常用于下肢水肿、小便不利，以及湿热腹胀水肿、脚气肿痛等；祛风湿、止痹痛，常用于风湿痹证，又有清热的作用，因此更是治疗风湿热痹的要药；清热燥湿消肿，治疗湿疹疮毒痈肿。

【用量用法】煎服，4.5～9克。

【按语】现在防己有汉防己与木防己（广防己）之分，前人则通称“防己”。一般认为，除风湿止痛宜木防己，利小便退肿宜汉防己。因木防己有肾毒性，临床应用较少。

地　榆

【歌括】地榆沉寒，血热堪用，血痢带崩，金疮止痛。

【白话解】地榆味苦、酸、涩，性微寒，沉降入下焦，归肝、大肠经。长于泄热，有凉血止血之功，适用于血分有热、迫血妄行的各种出血证，尤宜于下焦之便血、痔血、带下、崩漏等症；清热解毒、凉血涩肠而止痢，治疗血痢；外用泻火解毒敛疮，能止刀伤出血，又可治疗水火烫伤、湿疹、疮疡痈肿。

【用量用法】煎服 9～15 克，大剂量可用至 30 克。外用适量，煎汁浸洗或捣敷。止血多炒炭用，解毒敛疮多生用。

茯　神

【歌括】茯神补气，善镇惊悸，恍惚健忘，兼除怒恚[①]。

【注释】①恚（huì）：音会，恨、怒的意思。

【白话解】茯神味甘性平，归心、脾经。能够宁心安神、镇惊定悸，主治心神不安、失眠、健忘，兼有解除忿怒躁烦的作用。

【用量用法】煎服，6～12 克。

【按语】茯神是茯苓菌核中间带有松根的部分，功效与茯苓相似，偏于养心安神。

远　志

【歌括】远志气温，能驱惊悸，安神镇心，令人多记。

【白话解】远志味苦、辛，性温，归心、肾、肺经。性善宣泄通达，既能开心气而宁心安神，治疗心神不宁、惊悸；又能通肾气而强志不忘，治疗健忘；交通心肾而治疗心肾不交诸证。

【用量用法】煎服，3～9克。化痰止咳宜炙用。

【按语】远志味辛通利，有化痰开窍之功，入心可治疗痰阻心窍所致的癫痫抽搐、发狂、神昏，入肺可治疗痰多咳嗽、气喘。还有疏通气血、消散痈肿的作用，治疗痈疽疮毒、乳房肿痛、喉痹。

酸枣仁

【歌括】酸枣味酸，敛汗驱烦，多眠用生，不眠用炒。

【白话解】酸枣仁味甘、酸，性平，归心、肝、胆经。有收敛止汗的功效，常用于体虚自汗、盗汗；善养心阴、益肝而安神，主治心肝阴血亏虚所致的烦躁，以及心悸、怔忡、健忘等症。生用能清胆火而醒神，治疗多眠嗜睡；炒用能养心而安神，治疗失眠。

【用量用法】煎服，9～15克。

【按语】酸枣仁是养心安神之要药，临床上要注意有生、炒之分。本品还有敛阴生津止渴的作用，常用于津伤口渴咽干者。

菖　蒲

【歌括】菖蒲性温，开心利窍，去痹除风，出声至妙。

【白话解】石菖蒲味辛、苦，性温，归心、胃经。其性温通，芳香走窜，有开窍醒神的功效，又兼能化湿、豁痰、辟秽，长于治疗痰湿秽浊蒙蔽心神所致的神志昏乱；又能益心智、安心神、利孔窍，聪耳明目，治疗健忘、失眠、耳鸣、耳聋。有散风湿的作用，治疗风湿痹证；豁痰开窍除风，治疗痰热内盛、风邪妄动所致的癫痫抽搐。对肺气不宣、痰饮闭塞所致的声音嘶哑或声音不出，有很好的疗效。

【用量用法】煎服，3 ~9 克。鲜品加倍。

【按语】菖蒲善化湿浊，还能够醒脾胃、行气滞、消胀满，治疗湿浊中阻所致的脘腹胀闷；又行胃肠之气，芳化湿浊，治疗湿浊、热毒蕴结肠中所致的水谷不纳、痢疾下重。

柏子仁

【歌括】柏子味甘，补心益气，敛汗扶阳，更疗惊悸。

【白话解】柏子仁味甘性平，归心、肾、大肠经。药性平和，能够养心安神，益心气、养心血，多用于气血亏虚、心神失养所致的心悸怔忡、虚烦不眠、头晕健忘，以及心肾不交所致的惊悸不安；本品甘润，能滋补阴液，用于治疗阴虚盗汗。

【用量用法】煎服，3 ~9 克。

【按语】柏子仁有润燥滑肠的作用，常用于阴虚血亏、老年、产后、久病等肠燥便秘证。脾虚便溏者慎用，可用柏子仁霜代替。

益智仁

【歌括】益智辛温，安神益气，遗溺[1]遗精[2]，呕逆皆治。

【注释】①遗溺：即遗尿。包括睡中遗尿、昏迷时小便自遗、清醒时小便自出而不知及小便频数而尿出难以自制等情况。

②遗精：凡不在房室时精液泄出均称遗精。因梦而精出，称梦遗；无梦而精出，称滑精。

【白话解】益智仁味辛性温，归肾、脾经。能够安心神、益肾气，暖肾固精缩尿，治疗下焦虚寒所致的小便频数，以及肾关不固所致的遗尿、遗精。还可温肾暖脾，治疗中气虚寒引起的脘腹冷痛、呕吐泄泻。

【用量用法】煎服，3~9克。

【按语】本药的特点是补益之中兼有收涩之性，除能温补肾脏、收涩肾关外，还可温肾暖脾、开胃摄唾，治疗脾肾阳虚、统摄无权所致的涎唾。

补骨脂与益智仁均有补肾温脾、固精缩尿之功，二者常相须为用。但补骨脂助阳之力更强，作用偏于肾，长于补肾壮阳，多用于肾阳不足、命门火衰证；益智仁助阳之力较弱，作用偏于脾，长于温脾开胃摄唾，多用于中气虚寒、食少多唾。

甘　松

【歌括】甘松味香，善除恶气，治体香肌，心腹痛已。

【白话解】甘松味辛、甘，性温，归脾、胃经。气味芳香，能够醒脾开胃、行气止痛，治疗气机不畅之胸闷腹胀、寒凝气滞之心胸脘腹疼痛，善于消除秽恶邪气。煎汤外洗可以使肌体生香。

【用量用法】煎服，3~6克。外用适量。

【按语】甘松芳香醒脾，善开脾郁，临床常在脾胃药中稍稍加入本品，以醒脾开胃，增强药效。外用还有收湿拔毒之功，治疗湿脚气。

小茴香

【歌括】小茴性温，能除疝气，腹痛腰痛，调中暖胃。

【白话解】小茴香味辛性温，归肝、肾、脾、胃经。能够温肾暖肝、散寒止痛，治疗寒疝腹痛、睾丸坠痛、痛经，以及寒凝肝肾之少腹、腰部冷痛；并善理中焦脾胃之气，散寒止痛，治疗胃寒气滞之脘腹胀痛、呕吐食少。

【用量用法】煎服，3 ~6 克。外用适量。

【按语】小茴香在治疗寒疝腹痛、脘腹冷痛时，除用煎剂外，还可炒热布包温熨腹部。

大茴香

【歌括】大茴味辛，疝气脚气，肿痛膀胱，止呕开胃。

【白话解】大茴香味辛性温，归肝、肾、脾、胃经。能够温经散寒，治疗寒疝腹痛及寒湿脚气肿痛；善温下焦，祛除肾和膀胱的寒气；散寒健胃，能够开胃止呕，治疗胃寒呕吐、不思饮食。

【用量用法】煎服，3 ~9 克。

【按语】大茴香又名八角，与小茴香功效相似，但功力较弱，主要用作食物调味品。

干　姜

【歌括】干姜味辛，表解风寒，炮苦逐冷，虚热尤堪。

【白话解】干姜味辛性热，归脾、胃、肾、心、肺经。能够温肺散寒，使肺卫风寒之邪从表而解；炮黑后称“炮姜”，味辛、苦，性大热，温中散寒之力更强，用于攻逐寒邪，适用于虚寒证。

【用量用法】煎服，3~9克。

【按语】干姜的主要功效是辛温散寒，入脾胃可健运脾阳，是温暖中焦的主药；入肺可温肺化饮，治疗寒饮喘咳。还有回阳通脉的作用，常与附子相须为用，附子走而不守，干姜守而不走，二者同用，一走一守，共奏回阳救逆之功，故前人有“附子无姜不热”之说。

附　子

【歌括】附子辛热，性走不守，四肢厥冷，回阳功有。

【白话解】附子味辛、甘，性大热，有毒，归心、肾、脾经。气雄性悍，走而不守，上助心阳、中温脾阳、下补肾阳，通行十二经脉，无处不至，多用于亡阳气脱、危重欲绝，以及寒邪直中、四肢厥冷，是救治亡阳气脱厥逆的要药，被誉为“回阳救逆第一要药”。

【用量用法】煎服，3~15克。本品有毒，宜先煎0.5~1小时，至口尝无麻辣感为度。

【按语】附子辛甘温煦，有峻补元阳、益火消阴之效，凡肾、脾、心诸脏阳气衰微者均可应用，以鼓舞阳气；又能温经通络，善逐经络中风寒湿邪，故凡风寒湿痹周身骨节疼痛者均可应用，以散寒止痛。

川乌

【歌括】川乌大热，搜风入骨，湿痹寒痛，破积之物。

【白话解】川乌味辛、苦，性大热，有大毒，归心、肝、肾、脾经。川乌能够祛风除湿、温经散寒，有显著的止痛作用；且辛香走窜，力量迅猛，能够开关通腠，深入骨髓，搜散筋骨间的风寒，是治疗风寒湿痹尤其是寒邪偏盛痛痹的要药；又能散寒温经消散积聚，适用于各种寒积证，如阴寒内盛的心腹冷痛、寒疝疼痛等。

【用量用法】煎服，1.5～3克。宜先煎、久煎。一般宜炮制后使用，即“制川乌”。

【按语】川乌止痛效果较好，但因其有毒，不能过量、长期服用。反贝母、半夏、白及、白蔹、天花粉、瓜蒌。

木香

【歌括】木香微温，散滞和胃，诸风能调，行肝泻肺。

【白话解】木香味辛、苦，性温，归脾、胃、大肠、胆、三焦经。芳香温通，善于通行脾胃气滞，是行气和胃、健脾消食的要药；长于调畅气机，广泛用于各种气滞证；能够降肺气、疏肝气，是治疗肺失宣降、肝失疏泄的常用药。

【用量用法】煎服，1.5～6克。生用行气力强，煨用行气力缓而长于止泻，用于泄泻腹痛。

【按语】木香气烈而味厚，行气之力较强，能入脾胃而治疗脾胃气滞，入大肠而治疗湿热泻痢、食积便秘，入肝胆而治疗肝郁、黄疸、疝气疼痛。气行则血行，故又多用于气滞血瘀诸证。

沉　香

【歌括】沉香降气，暖胃追邪，通天彻地，卫气为佳。

【白话解】沉香味辛、苦，性微温，归脾、胃、肾经。质重性降，能够降气止逆，是治疗胃气上逆呕吐、肺气上逆喘满的佳品；温中散寒，温脾胃、散寒邪，治疗胃寒气滞的脘腹胀痛。上能入肺，降气平喘，治疗肺气不降；下能入肾，温肾纳气，治疗下元虚寒、肾不纳气，有通天彻地之功。

【用量用法】煎服，1.5~4.5克，宜后下。

【按语】《本草从新》言："诸木皆浮，而沉香独沉，故能下气而坠痰涎，能降亦能升，故理诸气调中。"沉香气味芳香，味辛行散，还有行气止痛散寒的作用，常用于治疗寒凝气滞之胸腹胀痛，以及脾胃虚寒之脘腹冷痛。

丁　香

【歌括】丁香辛热，能除寒呕，心腹疼痛，温胃可晓。

【白话解】丁香味辛性温，归脾、胃、肺、肾经。能够温中降逆，暖脾胃而降逆气，是治疗胃寒呕吐、呃逆的要药；又能温中散寒止痛，治疗胃寒脘腹冷痛。都体现了丁香温胃的作用。

【用量用法】煎服，1～3克。外用适量。

【按语】丁香还能温肾助阳，治疗阳痿、宫冷；外用有消肿止痛之功，治疗痈疽、乳疮。

丁香有公丁香（花蕾）、母丁香（果实）之分。母丁香又名鸡舌香，气味较淡，效力稍弱。

砂　仁

【歌括】砂仁性温，养胃进食，止痛安胎，通经破滞。

【白话解】砂仁味辛性温，归脾、胃、肾经。气味芬芳，能够化湿醒脾、温中行气，善行脾胃气滞、增进食欲，尤其适用于寒湿停胃、气滞腹胀、不思饮食者，被古人称为“醒脾调胃要药”。又能行气温中止痛，可消止因气滞寒凝引起的脘腹胀闷疼痛；理气安胎，治疗因气滞而致的妊娠恶阻、胎动不安。总而言之，砂仁的主要功效是行气通经、消除积滞。

【用量用法】煎服，3～6克，入汤剂宜后下。

【按语】砂仁善能温中暖胃，还有止呕止泻之功，常用于治疗脾胃虚寒所致的呕吐、泄泻。

荜澄茄

【歌括】荜澄茄辛，除胀化食，消痰止哕[①]，能逐邪气。

【注释】①哕：一指呃逆之总称，一指干呕，皆为气逆所致。

【白话解】荜澄茄味辛性温，归脾、胃、肾、膀胱经。能够理中散寒，行气止痛，消除胃脘寒气胀痛，治疗寒凝气滞而引起的呕吐、呃逆；温通行散，消导胃中寒滞食积，开胃消食；又能温化寒痰，善于驱逐寒气，治疗各种寒邪作痛。

【用量用法】煎服，1.5～3克。

【按语】荜澄茄还常用于治疗寒疝腹痛，以及下焦虚寒之小便不利、小便浑浊。

肉　桂

【歌括】肉桂辛热，善通血脉，腹痛虚寒，温补可得。

【白话解】肉桂味辛、甘，性大热，归肾、脾、心、肝经。善于温经通脉，能行气血、运经脉、散寒止痛，治疗寒痹腰痛、胸痹心痛、阴疽，以及妇科寒凝血滞的闭经、痛经等；功能补火助阳通脉，虚寒所致的脘腹疼痛，可用肉桂温补而散寒止痛。

【用量用法】煎服，1～4.5克，宜后下或焗服。

【按语】肉桂辛甘大热，是治疗命门火衰阳痿、宫冷、夜尿频多、滑精遗尿的要药；还有引火归元之功，使下元虚衰所致上浮之虚阳回归故里，多用于元阳亏虚、虚阳上浮的面赤、虚喘、汗出、心悸等。此外，久病体虚气血不足者，在益气养血方中少量加入肉桂，有鼓舞气血生长之效。

桂　枝

【歌括】桂枝小梗，横行手臂，止汗舒筋，治手足痹。

【白话解】桂枝是肉桂的细嫩枝，味辛、甘，性温，归心、肺、膀胱经。与养阴敛汗药如白芍等配伍，可以调和营卫而止卫气虚之汗出；能够温经通脉、舒筋活络、散寒止痛，用于治疗风寒湿痹、四肢痹痛，尤善治疗病位偏于上者，如痹证肩臂疼痛。

【用量用法】煎服，3 ~9 克。

【按语】桂枝善于宣阳气于气分，畅营血于肌表，有调和营卫之功，能够发汗解肌、外散风寒，是治疗外感风寒的要药。歌括中所谓“止汗”，并不是一般意义上如麻黄根、浮小麦等药的收敛止汗，而是通过调营卫而固肌表，从而达到营卫和、虚汗止的效果。本品还可温脾阳而助水行，温肾阳而助气化，是治疗痰饮、蓄水证的常用药。

肉桂是肉桂树的树皮，桂枝是肉桂树的细嫩枝。二者均能散寒止痛、温通经脉，但肉桂长于温里寒，用于治疗里寒证；桂枝长于散表寒，用于治疗风寒表证。

桂枝、麻黄均能发汗解表，治疗风寒外感。但桂枝发汗力缓，无汗的表实证、有汗的表虚证均可应用；麻黄发汗力强，主治有汗的表实证。二者可相须为用，如著名的解表方剂麻黄汤（麻黄、桂枝、杏仁、甘草）就是以此二药为主药。

吴茱萸

【歌括】吴萸辛热，能调疝气，脐腹寒痛，酸水能治。

【白话解】吴茱萸味辛、苦，性热，有小毒，归肝、脾、胃、肾经。能够散寒止痛，主入肝经，是治疗肝寒气滞诸痛的要药；同时又有温胃之效，治疗脾胃虚寒。可用于寒疝腹痛、厥阴头痛、寒湿脚气肿痛、寒凝血瘀痛经、脐腹冷痛等。还能疏肝解郁、降逆止呕、制酸止痛，治疗肝胃不和的呕吐酸水。

【用量用法】煎服，1.5～4.5克。

【按语】吴茱萸还能温脾益肾、助阳止泻，是治疗脾肾阳虚、五更泄泻的常用药。

延胡索

【歌括】延胡气温，心腹卒痛，通经活血，跌扑血崩。

【白话解】延胡索味辛、苦，性温，归心、肝、脾经。能够行气止痛，治疗心腹卒然疼痛；又能活血通经，治疗气滞血瘀所致的痛经、月经不调、产后瘀滞腹痛等多种妇科疾患；还可用于跌打损伤的瘀肿疼痛，以及妇科跌扑胞宫受伤所致的血崩出血疼痛。

【用量用法】煎服，3～9克。

【按语】延胡索辛散温通，为活血行气止痛的良药，前人谓其"行血中之气滞，气中血滞，故能专治一身上下诸痛"，为常用的止痛药，无论何种痛证，均可配伍使用。

薏苡仁

【歌括】薏苡味甘，专除湿痹，筋节拘挛，肺痈肺痿。

【白话解】薏苡仁味甘、淡，性凉，归脾、胃、肺经。能够渗湿除痹，舒筋脉、缓拘挛，常用于治疗湿痹、筋脉拘挛疼痛。又能清泻肺热、排脓消痈，治疗肺痈咯吐脓血及肺痿咳吐涎沫。

【用量用法】煎服，9～30克。清热利湿宜生用，健脾止泻宜炒用。

【按语】薏苡仁既能利水消肿，又能健脾补中，常用于脾虚湿盛之水肿腹胀、小便不利，以及脾虚湿盛之泄泻。

肉豆蔻

【歌括】肉蔻辛温，脾胃虚冷，泻痢不休，功可立等。

【白话解】肉豆蔻味辛性温，归脾、胃、大肠经。能够温中理脾、行气止痛，兼能涩肠止泻、固大肠而止泻痢。因此，对于胃寒气滞疼痛以及脾胃虚寒久泻、久痢等证，肉豆蔻取效快捷，是临床常用之品。

【用量用法】煎服，3～9 克；入丸散，每次 0.5～1 克。内服须煨熟去油用，称“煨豆蔻”。

草豆蔻

【歌括】草蔻辛温，治寒犯胃，作痛吐呕，不食能食。

【白话解】草豆蔻味辛性温，归脾、胃经。长于温中散寒、行气消胀、降逆止呕，主治寒邪犯胃、寒凝气滞所致的脘腹冷痛、胀痛、呕吐；对于因寒而不思饮食者，有消食开胃之功。本品芳香温燥，故尤其适用于寒邪犯胃兼有湿阻者。

【用量用法】煎服，3～6 克，入散剂较佳。入汤剂宜后下。

【按语】草豆蔻能够温脾燥湿，还有除中焦寒湿而止泻痢的作用。

诃　子

【歌括】诃子味苦，涩肠止利，痰嗽喘急，降火敛肺。

【白话解】诃子味苦、酸、涩，性平，归肺、大肠经。酸涩性收，入大肠能够涩肠止泻，是治疗久泻、久痢的常用药；又能涩肠固脱、止血，用于泻痢日久、中气下陷所致的脱肛，以及肠风下血证。入肺能敛肺止咳、清肺降火，常用于久咳不愈者；与清热化痰药配伍可用于痰热郁肺的久咳，与补肺益气药配伍可用于肺虚久咳。

【用量用法】煎服，3 ~ 10 克。敛肺、清热宜生用，涩肠止泻宜煨用。

【按语】诃子还能清肺利咽开音，是治疗失音的要药。凡外有表邪、内有湿热积滞者忌用，以防敛邪留邪。

草　果

【歌括】草果味辛，消食除胀，截疟逐痰，解瘟辟瘴。

【白话解】草果味辛性温，归脾、胃经。能够温中燥湿，治疗寒湿中阻、脾胃运化失司所致的饮食不化、腹胀疼痛；除痰截疟，治疗疟疾之湿浊偏盛者；气味芳香，能够辟秽化浊，对感受山岚瘴气、暑湿秽浊之气，又有解瘟辟瘴的功效。

【用量用法】煎服，3 ~6 克。

【按语】草果还常用于寒湿偏盛的脘腹冷痛、呕吐泄泻。草果与草豆蔻都有温中燥湿之效，相较而言，草果气浓味厚，温燥之力均强于草豆蔻。

常　山

【歌括】常山苦寒，截疟除痰，解伤寒热，水胀能宽。

【白话解】常山味苦、辛，性寒，有毒，归肺、心、肝经。长于祛痰截疟，适用于各种疟疾，尤以治疗间日疟、三日疟为佳，为治疟之要药。又能涌吐、清热，解除伤寒发热；善于开泄痰浊、宣通利水，治疗痰水内停所致的胸腹胀满。

【用量用法】煎服，4.5～9克。涌吐宜生用，截疟宜酒制用。治疟宜在病发前半天或2小时服用。

【按语】本品有毒，且能涌吐，故用量不宜过大；治疟时宜配伍陈皮、半夏等减轻其致吐的副作用。

良　姜

【歌括】良姜性热，下气温中，转筋霍乱，酒食能攻。

【白话解】高良姜味辛性热，归脾、胃经。能够温中散寒、下气止呕、散寒止痛，治疗胃脘冷痛、吐泻转筋、酒食不消等证。

【用量用法】煎服，3～6克。研末服，每次3克。

山　楂

【歌括】山楂味甘，磨消肉食，疗疝催疮，消膨健胃。

【白话解】山楂味酸、甘，性微温。功善消食化积，能治各种饮食积滞，尤其善消肉食油腻积滞；行气散结止痛，治疗疝气疼痛；催疮透疹，用于痘疮不起；又能健运脾胃、消食除胀。

【用量用法】 煎服，10～15 克。活血散结多用生山楂，消化食积用炒山楂或焦山楂，止泄痢用山楂炭。

【按语】 山楂还有活血祛瘀止痛之功，用于治疗血瘀胸胁刺痛，以及产后瘀阻腹痛、恶露不尽或痛经、经闭等妇科瘀血病证。

对于“健脾”之义，《本草求真》曰：“山楂，所谓健脾者，因脾有食积，用此酸咸之味，以为消磨，俾食行而痰消，气破而泄化，谓之为健，止属消导之健矣。”

神　曲

【歌括】 神曲味甘，开胃进食，破结逐痰，调中下气。

【白话解】 神曲味甘、辛，性温，归脾、胃经。能够健脾开胃、消散食积，治疗饮食积滞脘腹胀满、食少纳呆；因其略有解表退热之功，故尤宜于外感表证兼食滞者。破积消滞，用于癥结、积滞、瘰疬等；还有祛痰之功，调畅中下焦脾胃肠道气机。

【用量用法】 煎服，6～15 克。消食宜炒焦用。

麦　芽

【歌括】 麦芽甘温，能消宿食，心腹膨胀，行血散滞。

【白话解】 麦芽味甘性温（今通常认为性温），归脾、胃、肝经。能够健胃消食，治疗饮食积滞所致的脘腹胀满，尤其长于治疗米面薯芋类积滞不化。还有行血、疏肝散滞的作用，可用于肝气郁滞或肝胃不和诸证。

【用量用法】煎服，9～15克，大剂量30～120克。生麦芽长于消食健胃，炒麦芽多用于回乳消胀。

【按语】麦芽还有回乳消胀之功，目前临床多用生、炒麦芽各60克煎服，用于妇女回乳或乳汁郁结胀痛。哺乳期妇女不宜用。

山楂、麦芽、神曲均有消食开胃的作用，但山楂长于消油腻肉食积滞，麦芽长于消米面薯芋等淀粉类积滞，神曲长于治疗食积兼有外感者。在治疗食积时，可配伍运用，如临床常用的“焦三仙”，就是三味炒焦后同用。

苏　子

【歌括】苏子味辛，驱痰降气，止咳定喘，更润心肺。

【白话解】紫苏子味辛性温，归肺、大肠经。长于降气化痰，气降痰消则咳喘自平，用于治疗痰壅气逆、咳嗽气喘。质润，既能润燥滑肠，又能降泄肺气以助大肠传导，常用于肠燥便秘，以及痰阻气逆、气化不行所致的大便不通；降气消痰平喘，用于痰壅气逆、咳嗽气喘。

【用量用法】煎服，5～10克。煮粥食或入丸、散。

白芥子

【歌括】白芥子辛，专化胁痰，疟蒸痞块，服之能安。

【白话解】白芥子味辛性温，归肺、胃经。能够温肺化痰，长于温化寒痰滞于胸胁、咳喘胸满胁痛的悬饮；又能利气化痰散结，疟疾经久不愈、胁下痞块者，服之可安。

【用量用法】煎服，3～6克。研末调敷，或作发泡用治疗寒哮。

【按语】《药品化义》对白芥子化痰的特点描述颇为精当："白芥子，……横行甚捷，……通行甚锐，专开结痰。痰属热者能解，属寒者能散。痰在皮里膜外，非此不达，在四肢两胁，非此不通。"因其善消肢体经络结痰，故又可用于治疗痰湿流注所致的阴疽肿毒，痰湿阻滞经络所致的肢体麻木、关节肿痛。

本品走散力强、耗气伤阴，正虚者忌用。对皮肤黏膜有刺激作用，能引起充血、灼痛、发泡；内服过量可引起呕吐、腹痛、腹泻，故用量不宜过大，消化道溃疡、出血及皮肤过敏者忌用。

甘　遂

【歌括】甘遂苦寒，破癥消痰，面浮蛊胀①，利水能安。

【注释】①蛊胀：此处指水饮停聚、肚腹胀大的一种病证。

【白话解】甘遂味苦性寒，有毒，归肺、肾、大肠经。有逐痰散结之功，可以破除腹部癥瘕结块，消散内停不化之痰饮。长于泻水逐饮，水饮停聚所致的水肿、面浮、大腹膨胀、胸胁停饮，均可通过本品利水的作用得到缓解。

【用量用法】入丸、散服，每次0.5～1克。外用适量。内服醋制用，以减低毒性。

【按语】甘遂末水调外敷还可消肿散结，治疗疮痈肿毒。

善行经隧之水湿，攻逐水饮力量峻烈，药后可连续泻下，使停积之水饮从下而解。因其峻烈有毒，只适用于正气未衰患者，且不宜过量、长期服用。反甘草。

大 戟

【歌括】大戟甘寒，消水利便，腹胀癥坚，其功瞑眩①。

【注释】①瞑眩：出自《尚书·说命》“若药弗瞑眩，厥疾弗瘳”。原义为若用药不到使人昏闷的程度，就不能收到治疗顽疾的效果。

【白话解】大戟味甘（今通常认为味苦），性寒，有毒，归肺、脾、肾经。能够泻水逐饮、通利二便，又能消肿散结，治疗水肿、臌胀、胸胁停饮、癥瘕结块、瘰疬痰核等证。药性峻猛有毒，大量使用会有剧烈头晕的副作用，然而使用恰当有愈顽症、疗厥疾之功。

【用量用法】煎服，1.5～3克；入丸散服，每次1克。内服宜醋制用，以减轻毒性。

芫 花

【歌括】芫花寒苦，能消胀蛊，利水泻湿，止咳痰吐。

【白话解】芫花味苦、辛，性温，有毒，归肺、脾、肾经。能够泻水逐饮、通二便、逐痰水，治疗腹部胀满的蛊胀、水肿、停饮；又能祛痰止咳，用于咳嗽痰多气喘证。

【用量用法】煎服，1.5～3克。入丸散服，每次0.6克。外用适量。内服醋制用，以降低毒性。

【按语】芫花外用能够杀虫疗疮，用于治疗头疮、白秃、顽癣等皮肤病。

甘遂、大戟、芫花均为峻下逐水药。其中，甘遂作用最强，善行经隧之水湿；大戟作用较弱，善行脏腑之水湿；芫花作用在三药中最弱，长于泻胸胁水饮，并以祛痰止咳见长。

商 陆

【歌括】商陆辛甘，赤白各异，赤者消风，白利水气。

【白话解】商陆味辛、甘（今通常认为味苦），性寒，有毒，归肺、肾、大肠经，有赤白两种。赤者多用于外敷，散结消肿，能消除风湿疮疡肿毒；白者可内服，能泻下逐水，使水湿肿满从二便而消。

【用量用法】煎服，5～10 克。醋制以降低毒性。外用适量。

海 藻

【歌括】海藻咸寒，消瘿①散疬②，除胀破癥，利水通闭。

【注释】①瘿（yīng）：音婴。多因水土，或情志不舒而致气滞痰凝于颈部而成的颈部肿块。

②疬：多由阴虚火旺或风火邪毒，炼液成痰，形成结于颈、项、腋、胯的结块。初起如豆，后渐大串生，溃后可形成窦道或漏管。小者名瘰，大者名疬。瘰疬又名鼠瘘、鼠疮、串疮、蝼蛄疮等。

【白话解】海藻味咸性寒，归肝、肾经。能够消痰软坚散结，用于消除腹部胀满，以及瘿瘤、瘰疬、癥瘕积聚、睾丸肿胀疼痛等病证。又能利水消肿通闭，治疗水肿、小便不利。

【用量用法】煎服，9～15克。

【按语】海藻用于利水消肿时，单用力薄，多与茯苓、猪苓、泽泻等利湿药同用。反甘草。

牵牛子

【歌括】牵牛苦寒，利水消肿，蛊胀痃癖，散滞除壅。

【白话解】牵牛子味苦性寒，有毒，归肺、肾、大肠经。能够泻下逐水，通利二便以排泄水湿；消肿去积，治疗腹部胀满的蛊胀，以及积滞于脐旁、胁下的痃癖证；有散积滞、除壅塞的功效。

【用量用法】煎服，3～9克。入丸散，每次1.5～3克。炒用药性减缓。

【按语】牵牛子的逐水功能较甘遂、大戟较缓，但仍属峻下逐水之品，因此适用于水湿停聚、正气未衰者。体虚及孕妇不宜使用。不宜与巴豆、巴豆霜同用。

葶苈子

【歌括】葶苈辛苦，利水消肿，痰咳癥瘕①，治喘肺痈。

【注释】①癥瘕（zhēng jiǎ）：指腹腔内结聚成块的一类疾病。腹中积块，固定不移的称“癥”；或聚或散，不固定的称“瘕”。

【白话解】葶苈子味苦、辛，性大寒，归肺、膀胱经。能够清热利水消肿，治疗湿热蕴阻之腹水肿满；消散腹中气滞痰凝所致的癥瘕结聚；长于泻肺平喘，专泻肺中水饮、痰火而止咳平喘，主治痰涎壅盛、喘息不得平卧，还可用于痰热蕴肺所致的肺痈咯吐脓血。

【用量用法】煎服，3～9克；研末服，3～6克。

【按语】葶苈子在入膀胱利小便的同时，更主要的是入肺泄肺气之壅闭，清泄水之上源，达到气畅则水行的效果。本品力量峻猛，用于泻肺平喘时常佐大枣以缓其性，如泻肺涤饮的名方葶苈大枣泻肺汤，即由此二味组成。

瞿　麦

【歌括】瞿麦辛寒，专治淋病，且能堕胎，通经立应。

【白话解】瞿麦味辛（今通常认为味苦）性寒，归心、小肠经。长于清泄心与小肠之火，利尿通淋，是治疗淋病的常用药，尤其以热淋最为适宜；有破血通经之功，常用于血热瘀阻之经闭或月经不调，取效甚捷，又有催生、堕胎的作用。

【用量用法】煎服，9～15克。

三　棱

【歌括】三棱味苦，利血消癖，气滞作痛，虚者当忌。

【白话解】三棱味辛、苦，性平，归肝、脾经。能够破血行气，消积止痛，消除气血积聚所致的癖积、疼痛。由于本品力量峻猛，破血耗气，故正气虚弱者不宜使用。孕妇忌服。

【用量用法】煎服，3～10克。醋制可加强祛瘀止痛之功。

五灵脂

【歌括】五灵味甘，血痢腹痛，止血用炒，行血用生。

【白话解】五灵脂味苦、咸、甘，性温，归肝经。能够行血止痛，用于血痢腹痛；炒用既能止血，又可活血散瘀，止血而不留瘀，多用于瘀血内阻、血不归经之出血，如妇科血瘀崩漏、经水过多证。

【用量用法】煎服，3～9克。宜包煎。

【按语】五灵脂生用长于行血，能够化瘀止痛，胸痹心痛、脘腹胁痛、痛经、经闭、产后瘀滞腹痛、外伤骨折肿痛等，凡属于瘀滞疼痛者，均可使用，临床应用广泛，疗效颇佳。孕妇慎用。畏人参。

莪　术

【歌括】莪术温苦，善破痃癖，止痛消瘀，通经最宜。

【白话解】莪术味辛、苦，性温，归肝、脾经。善破血散瘀、消癥化积，又能行气止痛，适用于气滞、食积而引起的脘腹胀痛，以及气滞血瘀或食积日久形成的癥瘕积聚，并能消除气滞、血瘀、食积、寒凝所致的诸般因不通而致的痛证。专攻气中之血，最宜散瘀通经，治疗经闭腹痛。

【用量用法】煎服，3～15克。醋制后可加强祛瘀止痛的作用。

【按语】莪术与三棱功效相似，均能破血行气、消积止痛，三棱偏于破血，莪术偏于破气，常相须为用。二者均为峻猛之品，不宜过量、久服，以免破血耗气，损伤正气。

干 漆

【歌括】 干漆辛温，通经破瘕，追积杀虫，效如奔马。

【白话解】 干漆味辛性温，有小毒，归肝、脾经。功能活血散瘀，消散腹中癥瘕结块，治疗妇科瘀血不行的月经不调、血瘀经闭；又有破积杀虫之功，治疗虫积腹痛。活血作用较强，取效快捷，如同奔马。

【用量用法】 2.5～4.5克，宜入丸、散服。

蒲 黄

【歌括】 蒲黄味甘，逐瘀止崩，补血须炒，破血用生。

【白话解】 蒲黄味甘性平，归肝、心包经。长于收敛止血，又兼备活血化瘀之功，有止血而不留瘀的特点，凡出血证无论属寒属热、有无瘀滞，均可应用，尤其适用于血瘀崩漏等瘀血停滞、血不归经之出血证。止血多炒用，化瘀、利尿多生用。

【用量用法】 煎服，3～9克。包煎。

【按语】 蒲黄能够活血化瘀、通经止痛，凡跌打损伤、痛经、产后腹痛等瘀血作痛者均可运用，特别是妇科的常用药。因兼有止血与利尿通淋之功，是治疗血淋尿血的要药。

苏 木

【歌括】 苏木甘咸，能行积血，产后月经，兼医扑跌。

【白话解】苏木味甘、咸、辛，性平，归心、肝经。功能活血祛瘀，通经止痛，是妇科产后血瘀腹痛、痛经、血滞经闭，以及其他血瘀病证的常用药；又有消肿止痛之功，兼治跌打损伤、骨折筋伤，瘀滞肿痛。

【用量用法】煎服，3～9克。

【按语】孕妇忌用。

桃仁

【歌括】桃仁甘寒，能润大肠，通经破瘀，血瘕[①]堪尝。

【注释】①血瘕：因瘀血阻络所致腹中结块疼痛的一种病证。

【白话解】桃仁味苦、甘，性寒（今通常认为性平），有小毒，归心、肝、大肠经。能够润肠通便，治疗肠燥便秘；活血祛瘀、通利血脉，是治疗瘀血内阻的要药，主治血瘀经闭、痛经、产后腹痛、外伤瘀肿疼痛等；祛瘀力强，可用于治疗血瘀日久之血瘕证。

【用量用法】煎服，5～10克。

【按语】桃仁活血祛瘀，兼有消痈之功，与清热解毒药配伍，可用于治疗肺痈、肠痈。本品有毒，不可过量服用或久服。孕妇忌用，便溏者慎用。

姜黄

【歌括】姜黄味辛，消痈破血，心腹结痛，下气最捷。

【白话解】姜黄味辛、苦，性温，归肝、脾经。兼入血分、气分，能活血行气而止痛，消痈肿、破瘀血，治疗气滞血瘀疼痛诸证，如心腹气血不行之结痛等，下气作用最为快捷。

【用量用法】煎服，3～9克。外用适量。

【按语】姜黄内可行气活血、通经止痛，外可表散风寒湿邪，故可用于治疗风湿痹痛，尤其长于行肢臂而治疗痹证四肢疼痛。此外，外敷可消肿止痛，用于牙龈肿痛、疮疡痈肿。

郁　金

【歌括】郁金味苦，破血生肌，血淋溺血，郁结能舒。

【白话解】郁金味辛、苦，性寒，归肝、胆、心经。能够活血止痛，行气解郁，善治气血瘀滞之痛证；清热凉血、降气止血，用于气逆火盛之吐血、衄血，以及热结下焦、灼伤血络之尿血、血淋；善入肝经而疏肝解郁，舒解肝气郁结、胁肋胀闷等证。

【用量用法】煎服，6～12克。研末服，2～5克。

【按语】郁金还可入心经，有解郁化痰开窍之功，用于痰浊蒙蔽心包、热陷心包所致的神昏、癫痫。还可入肝胆，清利肝胆湿热，治疗湿热黄疸。

郁金、姜黄为同一植物的不同药用部位，均能活血散瘀、行气止痛。但姜黄药用根茎，祛瘀力强，长于治疗寒凝气滞血瘀证；郁金药用块根，行气力强，且能凉血，长于治疗血热瘀滞证。

金银花

【歌括】金银花甘，疗痈无对[①]，未成则散，已成则溃。

【注释】①无对：形容好到没有可以与之相比的。

【白话解】金银花味甘性温（今通常认为性寒），归心、胃经。能够清热解毒、散痈消肿，善治痈疮肿毒，疗效卓著。在痈疮初起阶段可以疏散热毒、消肿散结；脓成阶段可以清热解毒、托毒排脓，是治疗痈疮、疔毒、肠痈、肺痈等一切内痈外痈的要药。

【用量用法】煎服，6～15克。生品长于清热解毒、疏散风热，炒炭宜于热毒血痢，露剂可用于暑热烦渴。

【按语】金银花又称双花、忍冬花，还善散肺经热邪，透热达表，用于治疗外感风热或温病初起。又有解毒凉血止痢之效，治疗热毒血痢。

漏　芦

【歌括】漏芦性温，祛恶疮毒，补血排脓，生肌长肉。

【白话解】漏芦味苦性温（今通常认为性寒），归胃经。有清热解毒、消痈散结之效，长于通利，能够排脓液除恶血，主治热毒壅盛的痈疮肿毒，以及痰火郁结、瘰疬欲破者，尤其长于治疗乳痈。恶脓除尽，方可生新血、长肌肉而痊愈。

【用量用法】煎服，6～9克。可外洗或研末调敷。

【按语】漏芦还长于通经下乳，是产后乳汁不通的常用药；又能舒筋通脉活络，主治湿痹筋脉拘挛、骨节疼痛。

刺蒺藜

【歌括】蒺藜味苦，疗疮瘙痒，白癜[①]头疮，翳除目朗。

【注释】①白癜：局限性皮肤色素脱失的一种皮肤病。症见皮肤上边缘清楚、大小不等的白色斑块，多因风湿搏于肌肤、气血失和、血不荣肤所致。

【白话解】刺蒺藜味辛、苦，性微温，有小毒，归肝经。有祛风止痒之功，治疗疮疡、风疹瘙痒、白癜风、头疮等皮肤疾患；能疏散肝经风热而明目退翳，治疗风热上攻之目赤翳障，是祛风明目的要药。

【用量用法】煎服，6～9克。外用适量，煎汤外洗用于治疗皮肤病。

【按语】刺蒺藜又称白蒺藜，还有疏肝解郁、平肝潜阳的作用，临床常用于肝气郁结所致的胸胁胀痛、乳汁不通、乳房胀痛，以及肝阳上亢所致的头晕目眩。

白　及

【歌括】白及味苦，功专收敛，肿毒疮疡，外科最善。

【白话解】白及味苦、甘、涩，性寒，归肺、胃、肝经。长于收敛止血，可用于治疗衄血、吐血、金创外伤出血，尤其适用于肺胃出血；消肿生肌，既能消散血中热毒，又能敛疮生肌，因此对于疮疡之未溃、已溃期均可应用，是治疗外疡的常用药。白及还可治疗手足皲裂、水火烫伤，总之，本品以善治外科病而见长。

【用量用法】煎服，3～9克，入散剂每次2～5克。外用适量，止外伤出血，以及治疗疮疡、皲裂、烫伤均可研末处敷或调涂。

【按语】反乌头。

蛇床子

【歌括】蛇床辛苦，下气温中，恶疮疥癞[①]，逐瘀祛风。

【注释】①疥癞：疥疮，由疥虫引起的传染性瘙痒性的皮肤病。癞，即疠风。

【白话解】蛇床子味辛、苦，性温，有小毒，归肾经。能够温肾壮阳，是治疗肾虚阳痿、宫冷不孕的要药；燥湿祛风、杀虫止痒，是皮肤科及妇科的常用药，主治阴部湿痒、湿疮湿疹、疥癣瘙痒。

【用量用法】煎服，3~9克。外用煎汤熏洗或研末调敷。

【按语】蛇床子兼具温阳散寒、燥湿祛风之功，还常用于治疗寒湿兼肾虚所致的带下腰痛。

天　麻

【歌括】天麻味辛，能驱头眩，小儿惊痫[①]，拘挛瘫痪。

【注释】①惊痫：此指小儿惊风，“轻者但身热面赤，睡眠不安，惊惕上窜，不发搐者，此名惊也。重者上视身强，手足拳，发搐者，此名痫也。”（《小儿卫生总微论方》）

【白话解】天麻味辛（今通常认为味甘）性平，归肝经。有平抑肝阳、息风止痉之功，能够祛除肝阳上亢所致的眩晕、头痛，治疗肝风内动所致的惊痫抽搐、小儿惊风等证；又能祛外风、通经络，常用于中风手足不遂、瘫痪，以及风湿痹证关节拘挛疼痛。

【用量用法】煎服，3~9克。研末冲服，每次1~1.5克。

【按语】天麻因其味甘性平质润，药性平和，故各种病因所致的、不论寒热虚实的一切肝风内动、肝阳上亢证，均可配伍应用，是治疗头晕、头痛、抽搐的要药。

白附子

【歌括】白附辛温，治面百病，血痹[1]风疮，中风痰症。

【注释】①血痹：气血痹闭不行，以致肢体麻痹不仁的一种病证，多由气血虚弱、当风睡卧，或因劳汗出，风邪乘虚而入，使血气闭阻不通所致。症见身体不仁，肢节疼痛，脉微涩，尺脉小紧等。

【白话解】白附子味辛、甘，性温，归胃、肝经。有燥湿化痰、祛风止痉、散寒止痛之功，可治疗体虚风邪入侵、肢体麻木的血痹，以及痰涎壅盛、阻于经络的中风。因其性升散上行，尤其擅治头面诸疾，如痰厥头痛、眩晕、偏头风、中风㖞斜等。又有解毒散结的作用，治疗瘰疬痰核、疮疡肿痛、毒蛇咬伤。

【用量用法】煎服，3～6克。研末服，0.5～1克，宜炮制后用。外用适量。

全　蝎

【歌括】全蝎味辛，祛风痰毒，口眼㖞斜，风痫发搐。

【白话解】全蝎味辛性平，有毒，归肝经。能够祛风痰、通经络，主治中风引起的口眼㖞斜、半身不遂；又有息风止痉之力，是治疗痉挛抽搐的要药，善治小儿惊风、破伤风、癫痫所致的痉挛抽搐。

【用量用法】煎服，3~6 克。研末冲服，每次0.6~1 克。外用适量。

【按语】全蝎属虫类药，性善走窜，搜剔入络，长于通络止痛，是用于风寒湿痹日久不愈以及顽固性头痛的常用药。外敷还有散结、攻毒之功，治疗疮疡肿毒、瘰疬结核。

蝉蜕

【歌括】蝉蜕甘平，消风定惊，杀疳[①]除热，退翳侵睛。

【注释】①疳：小儿长期脾胃失调、运化不健，久则精液耗伤、精血不生、气血俱虚，引起形体与五脏的病变。以面黄肌瘦、毛发稀黄、食欲反常、肚腹膨胀、大便失调为主症。多见于5 岁以内儿童。

【白话解】蝉蜕味甘性平（今通常认为性寒），归肺、肝经。有凉肝息风、止痉定惊之效，治疗小儿急慢惊风、破伤风所致的抽搐；并治小儿营养不良所致的疳积；疏散肝经风热，有明目退翳之功，治疗风热上攻或肝火上炎所致的目赤肿痛、翳膜遮睛。

【用量用法】煎服，3~6 克；或研末冲服。一般病证用量宜小，止痉用量宜大。

【按语】蝉蜕还善疏肺经风热以宣肺利咽开音，主治风热感冒或温病初起的声音嘶哑、音闭不出、咽喉肿痛；又能疏风散热，透疹止痒，治疗风热外束、麻疹不透及皮肤瘙痒证。

僵蚕

【歌括】僵蚕味咸，诸风惊痫，湿痰喉痹[①]，疮毒瘢痕。

【注释】①喉痹：凡症见咽喉肿痛、声音嘶哑、吞咽困难等统称为喉痹，多发病急骤，无全身症状。

【白话解】僵蚕味咸、辛，性平，归肝、肺、胃经。能够息风止痉、化痰定惊，主治惊风、癫痫，尤以挟痰热者最为适宜；软坚散结化痰，常用于治疗痰核、瘰疬、喉痹；研末外敷能消除诸疮瘢痕。

【用量用法】煎服，6～9克。研末冲服，每次1～1.5克。散风热宜生用，其他多制用。

【按语】僵蚕还有祛外风、散风热、止痛、止痒之功，治疗风热上攻之头痛、目赤肿痛、咽喉肿痛、声音嘶哑以及皮肤科风疹瘙痒等证。属虫类药，长于搜剔入络，常与全蝎、白附子同用，治疗中风口眼㖞斜。

蜈蚣

【歌括】蜈蚣味辛，蛇虺[①]恶毒，止痉除邪，堕胎逐瘀。

【注释】①虺（huǐ）：音悔，毒蛇。

【白话解】蜈蚣味辛性温，有毒，归肝经。有解蛇毒的作用，用于毒蛇咬伤；能够息风止痉镇惊，治疗小儿惊风、破伤风、癫痫、中风等多种原因引起的痉挛抽搐；又有祛恶血、逐瘀通经堕胎的作用，孕妇忌服。

【用量用法】煎服，3～6克。研末冲服，每次0.6～1克。

【按语】蜈蚣为虫类药，性善走窜，通达内外，搜风定搐力强，与全蝎均为息风要药，常共同使用，治疗痉挛抽搐诸证。二者还常配伍使用，增强入络之功，用于久治不愈的风湿顽痹、偏正头痛。

木鳖子

【歌括】木鳖甘寒，能追疮毒，乳痈腰痛，消肿最速。

【白话解】木鳖子味苦、微甘，性凉，有毒，归肝、脾、胃经。能够攻毒疗疮、消肿散结，并有生肌、止痛的作用，主治乳痈、疮疡、瘰疬、痔疮、干癣、秃疮等证，有很好的消肿功效；又有疏通经络之力，治疗腰疼、瘫痪、筋脉拘挛疼痛。

【用量用法】内服 0.9～1.2 克，宜入丸、散。外用适量，油或醋调敷。

蜂　房

【歌括】蜂房咸苦，惊痫瘛疭①，牙痛肿毒，瘰疬肺痈。

【注释】①瘛疭：又作瘈疭。症见手足伸缩交替、抽动不已。筋脉拘急曰瘛，筋脉弛张曰疭。

【白话解】蜂房味咸、苦（今通常认为味甘），性平，归胃经。功擅祛风，治疗惊风、癫痫、手足抽搐；单用或配伍细辛等煎汤漱口可止牙痛；能够攻毒散结、破积攻坚，为外科常用之品，治疗疮疡肿毒、乳痈、瘰疬等。

【用量用法】煎服，3～6 克。外用适量，研末调敷或煎水漱口，或熏洗患处。

【按语】蜂房还有攻毒杀虫止痒之功，可用于顽癣瘙痒、风疹等皮肤病。

白花蛇

【歌括】花蛇温毒，瘫痪㖞斜，大风疥癞，诸毒称佳。

【白话解】白花蛇味甘、咸，性温，有毒，入肝经。能够祛风通络、定惊止搐，治疗风湿引起的肢体麻木或拘挛疼痛，以及中风瘫痪、口眼㖞斜证。又能祛风止痒攻毒，治疗麻风、疥癣皮肤瘙痒、瘰疬等，是治疗风毒壅滞诸证的佳品。

【用量用法】煎服，3～4.5克。研末冲服1～1.5克。

【按语】白花蛇性善走窜，祛风通络力强，尤以善治病久邪深的顽证为特点。

蛇　蜕

【歌括】蛇蜕辟恶，能除翳膜，肠痔蛊毒[①]，惊痫搐搦。

【注释】①蛊毒：蛊泛指由虫毒积聚、络脉瘀塞引起的胀满、积块的疾患。蛊毒症状复杂、变化不一，病情一般较重。

【白话解】蛇蜕味咸、甘，性平，归肝经。能够退翳明目，治疗目生翳膜；解毒消肿，治疗痔疮肿痛、痈疽疔毒、喉痹；杀虫止痒，治疗皮肤疥癣和各种虫毒；祛风定惊，治疗惊风癫痫、抽搐等症。

【用量用法】煎服，1.5～3克。研末，每次0.3～0.6克。外用适量。

槐　花

【歌括】槐花味苦，痔漏肠风，大肠热痢，更杀蛔虫。

【白话解】槐花味苦，性微寒，归肝、大肠经。苦降下行，善清泄大肠之火热而止血，主治下部血热所致的痔疮肛漏下血和大便下血；有清热凉血之功，可治疗大肠有热的痢疾。此外，还有驱杀蛔虫的功效。

【用量用法】煎服，9～15 克。止血多炒炭用，清热凉血宜生用。

【按语】槐花还有清泻肝火之功，主治肝火上炎所致的目赤肿痛、头痛、眩晕等证。

鼠粘子

【歌括】鼠粘子辛，能除疮毒，瘾疹[①]风热，咽痛可逐。

【注释】①瘾疹：热邪客于皮肤，又受风湿而发的一种皮疹，遍身瘙痒，皮肤上出现瘙痒性风团，发无定处，骤起骤退，消退后不留任何痕迹。

【白话解】鼠粘子又名牛蒡子，味辛、苦，性寒，归肺、胃经。能够解毒消肿，治疗痈肿疮毒、丹毒、痄腮、喉痹等热毒病证；疏散风热，透泄热毒，治疗麻疹不透、风疹瘙痒；宣肺利咽，善除风热感冒咽喉肿痛。

【用量用法】煎服，6～12 克。

【按语】鼠粘子功能疏散风热，发散之力不及薄荷等药，但长于宣肺祛痰、清利咽喉，故为治疗风热感冒咽痛、咳嗽的要药。

本品性寒，有滑肠通便之力，气虚便溏者慎用。炒用可减轻其寒性和滑肠之性。

茵 陈

【歌括】茵陈味苦，退疸除黄，泻湿利水，清热为凉。

【白话解】茵陈味苦、辛，性微寒，归脾、胃、肝、胆经。善于清利脾胃肝胆湿热，使之从小便而解，利胆退黄，是治疗黄疸的要药。清热利湿，可用于湿热内蕴诸证。

【用量用法】煎服，10~30克。外用煎汤熏洗，治疗湿疮瘙痒。

【按语】茵陈主治湿困肝胆所致的黄疸，阴黄、阳黄均可配伍应用，但蓄血发黄不宜用，临床注意鉴别。

红 花

【歌括】红花辛温，最消瘀热，多则通经，少则养血。

【白话解】红花味辛性温，归心、肝经。最善活血化瘀，能治疗血瘀化热；多用可通经化瘀，小剂量使用有养血之功。

【用量用法】煎服，3~12克。

【按语】红花是活血通经、祛瘀止痛之要药，临床应用广泛，如妇科经闭、痛经、产后腹痛，内科胸痹心痛、腹痛、胁痛，血瘀日久的癥瘕积聚，外科跌打损伤、瘀滞肿痛，凡证属血瘀者，均可应用。

蔓荆子

【歌括】蔓荆子苦，头痛能医，拘挛湿痹，泪眼可除。

【白话解】蔓荆子味辛、苦，性微寒，归膀胱、肝、胃经。功能疏散风热、清利头目，治疗风热上攻的头痛、目赤肿痛、耳鸣耳聋；还有祛风止痛之功，用于治疗风湿痹痛、四肢拘挛；对于目痛多泪的眼疾也有较好疗效。

【用量用法】煎服，6 ~9 克。

马兜铃

【歌括】兜铃苦寒，能熏痔漏，定喘消痰，肺热久嗽。

【白话解】马兜铃味苦、微辛，性寒，归肺、大肠经。能够清除大肠积热而治疗痔漏肿痛或出血，既可内服，又可煎汤熏洗。又能清肺化痰、止咳平喘，治疗肺热痰多咳喘或肺虚久咳。

【用量用法】煎服，3 ~9 克。外用适量，煎汤熏洗。一般生用，肺虚久咳宜炙用。

【按语】用量不宜过大，以免引起呕吐。

百　合

【歌括】百合味甘，安心定胆，止嗽消浮，痈疽可啖①。

【注释】①啖（dàn）：音旦，吃的意思。

【白话解】百合味甘性微寒，归肺、心、胃经。能够养阴清心、定惊安神，主治阴虚火旺所致的心烦、惊悸、失眠、神志不安；又能滋阴润肺、止咳化痰，用于阴虚燥咳、劳嗽咳血，面目虚浮。此外，还可清热消疮，痈疽可以配伍应用本品。

【用量用法】煎服，6 ~12 克。蜜炙可增强润肺作用。

【按语】百合除滋肺阴、清肺热外，还有滋胃阴、清胃热之功，能够治疗胃阴虚有热之胃脘疼痛。

秦 艽

【歌括】秦艽微寒，除湿荣筋，肢节风痛，下血骨蒸。

【白话解】秦艽味辛、苦，性微寒（今通常认为性平），归胃、肝、胆经。功能散风除湿、荣筋通络、通痹止痛，因其润而不燥，被称为风中之润剂，常用于治疗风湿痹痛、筋脉拘挛、肢体疼痛，以及中风半身不遂、口眼㖞斜、言语不利；又能退虚热，除骨蒸，治疗骨蒸潮热；此外，还有治疗痔疮下血的功效。

【用量用法】煎服，3 ~9 克。

【按语】秦艽还有清肝胆湿热而退黄疸之功。

紫 菀

【歌括】紫菀苦辛，痰喘咳逆，肺痈吐脓，寒热并济。

【白话解】紫菀味苦、辛、甘，性微温，归肺经。长于润肺化痰止咳，可治疗风寒或风热犯肺、肺气不宣的咳嗽气喘，肺热壅盛所致的肺痈、咳吐脓血，阴虚劳嗽、痰中带血等证。因本品温而不热，润而不燥，药性平和，凡咳嗽之病证，无论外感、内伤，病程长短，寒热虚实，均可用之。

【用量用法】煎服，6 ~9 克。外感、痰湿咳嗽宜生用，肺虚久咳宜蜜炙用，以增强润肺之力。

款冬花

【歌括】款花甘温，理肺消痰，肺痈喘咳，补劳除烦。

【白话解】款冬花味甘（今通常认为味辛、微苦），性温，归肺经。功能理肺降气、化痰平喘、润肺止咳，因药性平和、润而不燥，咳喘无论寒热虚实，均可随证配伍应用。故可用于实证的肺热壅盛、肺痈喘咳，又可用于虚证的阴虚咳嗽、心烦内热以及气虚劳嗽。

【用量用法】煎服，6～9克。外感、痰湿咳嗽宜生用，肺虚久咳宜蜜炙用。

【按语】款冬花和紫菀，均温而不热、润而不燥，有润肺化痰止咳之功，药性平和，是咳嗽痰喘的常用药。但款冬花偏于止咳，紫菀更善祛痰，二者每多同用，其效益彰。

金沸草

【歌括】金沸草寒，消痰止嗽，明目祛风，逐水尤妙。

【白话解】金沸草味咸，性寒（今通常认为性微温），归肺、大肠经。能够降气化痰止咳，善治外感咳嗽痰多气喘证；又有祛风明目和祛逐水饮的作用。

【用量用法】煎服，5～10克。

【按语】金沸草不但能降气平喘，还能降气止呕，用于胃气不降所致的嗳气、呕吐。

金沸草与旋覆花是同一植物的不同部位，前者为茎叶，后者为花。二者功效相似，均有降肺胃逆气的作用，但金沸草性善疏散，更宜于外感咳嗽痰多证。旋覆花入煎剂宜包煎。

桑　皮

【歌括】桑皮甘辛，止嗽定喘，泻肺火邪，其功不少。

【白话解】桑白皮味甘性寒，归肺经。能够止咳平喘、清泻肺火，对于肺热咳嗽气喘，功效显著。

【用量用法】煎服，6～15 克。泻肺利水、平肝清火宜生用，肺虚咳嗽宜蜜炙用。

【按语】桑白皮还有利水消肿之功，降泻肺气、通调水道而使水饮从小便而解，用于治疗水肿、小便不利，尤其适宜风水、皮水等阳水实证。

杏　仁

【歌括】杏仁温苦，风寒喘嗽，大肠气闭，便难切要。

【白话解】杏仁味苦性微温，有小毒，归肺、大肠经。能够止咳平喘、肃降肺气，是治疗咳喘之要药。又能润肠通便、行气降气，是治疗大肠气滞的大便闭结不通，以及津亏肠燥便秘的常用药。

【用量用法】煎服，3～9 克。宜打碎先煎。

【按语】杏仁有苦杏仁、甜杏仁之分。一般所言之杏仁为苦杏仁。甜杏仁味甘性平，无毒，功效与苦杏仁类似，但药力较缓，偏于润肺止咳，常用于阴虚燥咳、虚劳咳嗽，以及津伤肠燥便秘。

乌　梅

【歌括】乌梅酸温，收敛肺气，止渴生津，能安泻痢。

【白话解】乌梅味酸、涩，性温（今通常认为性平），归肝、脾、肺、大肠经。能够收敛肺气而止咳嗽，主治肺虚久咳少痰或干咳无痰证；善生津液、止烦渴，治疗虚热烦渴；又有涩肠之功，是治疗久泻、久痢的常用药。

【用量用法】煎服，3～9克。炒炭后涩性增强，长于收敛、止泻止血，常用于妇科崩漏血下不止。

【按语】乌梅还可安蛔止痛、和胃止呕，适用于蛔虫所致的腹痛、呕吐、四肢厥冷。如治疗蛔厥的名方乌梅丸（乌梅、细辛、干姜、黄连、当归、炮附子、蜀椒、桂枝、人参、黄柏），即是以本品为主药。

乌梅性涩能敛，外有表邪、咳嗽痰多及内有实热积滞者均不宜服，以免敛邪。后230页乌梅重出，可参看。

天花粉

【歌括】天花粉寒，止渴祛烦，排脓消毒，善除热利。

【白话解】天花粉即栝楼根，味甘、微苦，性微寒，归肺、胃经。长于清泻肺、胃之火，生津止渴、泻火除烦，治疗热病津伤的烦热口渴、内热消渴；清热解毒、消肿排脓，治疗疮疡肿毒，于未成脓期可消肿解毒，成脓期可溃疮排脓；还善清化热痰，治疗肺热痰喘。

【用量用法】煎服，9～15克。

【按语】天花粉兼备清肺热、生阴津的作用，还可用于治疗燥热伤肺、干咳少痰、痰中带血等肺热燥咳证。反乌头。

瓜蒌仁

【歌括】瓜蒌仁寒，宁嗽化痰，伤寒结胸①，解渴止烦。

【注释】①结胸：指邪气内结，胸腹胀满疼痛，手不可近的证候。

【白话解】瓜蒌仁味甘、微苦，性寒，归肺、胃、大肠经。功能清热化痰、润肺止咳，既能治疗痰热阻肺之咳嗽痰黄、质黏难咯者，又可治疗燥热伤肺之干咳无痰或痰少质黏、咳吐不利者；有行气化痰、开郁散结之功，治疗胸痹疼痛、痰热结胸；又可生津除烦，解除热病烦渴。

【用量用法】煎服，9～15克，打碎入煎剂。

【按语】瓜蒌仁还能清热散结消肿，用于肠痈、肺痈、乳痈；又有润肠通便之功，治疗肠燥便秘。反乌头。

临床用药除瓜蒌仁外，还有瓜蒌皮、全瓜蒌。瓜蒌皮长于清热化痰、宽胸理气；瓜蒌仁长于润燥化痰、润肠通便；全瓜蒌兼二者之效。

密蒙花

【歌括】密蒙花甘，主能明目，虚翳青盲①，服之效速。

【注释】①青盲：指眼外观无异常，无赤痛、无翳障，而逐渐失明者。多由肝肾亏虚、精不能上达养目而致。

【白话解】密蒙花味甘性微寒，归肝、胆经。既能清肝泻火、明目退翳，治疗肝经实证，又可养肝明目治疗肝经虚证，主治肝火上炎之目赤肿痛、风火上攻所致之羞明多泪，以及肝血亏虚之翳障、青盲、目暗干涩、视物昏花。

【用量用法】煎服，9～15 克。

【按语】目生翳障除肝血亏虚、目失所养所致的“虚翳”外，还有因肝火上炎而致的实证。密蒙花兼有清肝、养肝之功，故不论虚实所致的翳障，均可应用。

菊　花

【歌括】菊花味甘，除热祛风，头晕目赤，收泪殊功。

【白话解】菊花味辛、甘、苦，性微寒，归肺、肝经。功能疏风散热，治疗风热感冒或温病初起；清解肝热、平抑肝阳，常用于治疗肝阳上亢所致的头晕目眩、肝火上炎所致的目赤肿痛；对于目赤昏花、视物不清、多泪等眼科疾患，均有较好疗效。

【用量用法】煎服，6～12 克。

【按语】菊花还有清热解毒之功，可治疗疮痈肿毒。

药用菊花，主要有黄菊花、白菊花、野菊花三种。黄菊花长于疏散风热，白菊花长于平抑肝阳、清肝明目，野菊花长于解毒消痈。根据产地，产于安徽亳县、涡阳及河南商丘者称亳菊，产于安徽滁县者称滁菊，浙江德清者称贡菊，浙江嘉兴、桐乡、吴兴、海宁者称杭菊。以亳菊和滁菊品质最优。

木　贼

【歌括】木贼味甘，益肝退翳，能止月经，更消积聚。

【白话解】木贼味甘、苦，性平，归肺、肝经。功能疏散肝经风热、明目退翳，主要用于风热上攻所致的目赤肿痛、多泪、目生翳障；兼有止血之功，多与其他止血药配伍，治疗月经过多等出血证；又有消瘀血、除积聚的功能。

【用量用法】煎服，3～9克。

决明子

【歌括】决明子甘，能祛肝热，目痛收泪，仍止鼻血。

【白话解】决明子味甘、苦、咸，性微寒，归肝、大肠经。长于清肝明目，治疗肝经风热所致的目赤肿痛、多泪不收；又可止肝热犯肺所致的鼻出血。

【用量用法】煎服，9～15克。用于润肠通便不宜久煎。

【按语】决明子还有清热润肠通便的作用，可用于内热肠燥、大便秘结。

犀　角

【歌括】犀角酸寒，化毒辟邪，解热止血，消肿毒蛇。

【白话解】犀角味苦、酸、微咸，性寒，归心、肝经。能够泻火解毒、除秽辟邪，治疗温病热入血分所致的高热、神昏、谵语、惊风抽搐；有清热凉血止血之功，用于血热妄行所致的斑疹、吐衄；又能解毒消肿，治疗痈疮肿毒、毒蛇咬伤。

【用量用法】1～3克，磨汁或锉末冲服为佳。

【按语】犀牛为保护动物，故犀角已禁用。现用水牛角代替，味咸性寒，功效与犀角相似，而药力较弱，煎服9～30

克；研末服每次 2.5～3 克。

羚羊角

【歌括】羚羊角寒，明目清肝，却惊解毒，神志能安。

【白话解】羚羊角味咸性寒，归肝、心经。善于清泻肝火而明目，治疗肝火上炎之目赤、流泪；有平肝息风、镇惊止痉之功，是治疗惊厥抽搐的要药，尤其适宜于热极生风所致的抽搐；能清热解毒、凉血散血，用于温病壮热神昏、温毒发斑；还有镇惊安神的作用，用于肝阳上亢或肝火上炎所致的失眠、烦躁不安。

【用量用法】煎服，1～3 克，宜单煎 2 小时以上。磨汁或研粉服，每次 0.3～0.6 克。

龟　甲

【歌括】龟甲味甘，滋阴补肾，逐瘀续筋，更医颅囟①。

【注释】①颅囟：小儿初生时囟门未合，到一定的发育阶段逐渐闭合，这里指肾虚发育不良、逾期囟门不闭的病证。古人亦常以“颅囟”代指儿科，如现存最早的儿科著作《颅囟经》即以此为名。

【白话解】龟甲味甘性寒，归肾、肝、心经。长于滋补肾阴，兼能滋养肝阴，多用于肝肾阴虚引起的阴虚阳亢、阴虚内热、虚风内动诸证；有止血之功，并有逐瘀血的作用，尤宜于阴虚血热、冲任不固之崩漏或月经过多；滋肾可健骨，养肝可强筋，故又可用于肝肾不足之筋骨不健、腰膝酸软；更能治疗小儿肾虚所致的鸡胸、龟背、囟门不合等发育不良诸症。

【用量用法】煎服，9～24 克，宜先煎。多醋制用。

【按语】龟甲还有养血补心、安神定志的作用，适用于阴血不足、心肾失养所致的惊悸、失眠、健忘等症。

鳖　甲

【歌括】鳖甲咸平，劳嗽骨蒸，散瘀消肿，去痞除崩。

【白话解】鳖甲味甘、咸，性平（今通常认为性寒），归肝、肾经。能够滋补肝肾之阴，退热除蒸，善治虚劳咳嗽、骨蒸潮热、阴虚阳亢、虚风内动，以及温病后期阴液耗伤、邪伏阴分诸证。还长于软坚散结、祛瘀消肿，常与活血化瘀药、行气化痰药配伍，祛除痞块癥瘕积聚，入血分还可用于妇科经脉不通、经闭、崩漏等。

【用量用法】煎服，9～24 克，宜先煎。多醋制用。

【按语】龟甲与鳖甲，均有滋养肝肾之阴、平肝潜阳的作用。鳖甲滋养之力不及龟甲，但长于退虚热、除骨蒸，又兼有软坚散结之功。

海蛤壳

【歌括】海蛤味咸，清热化痰，胸痛水肿，坚软结散。

【白话解】海蛤壳味咸性寒，归肺、胃经。功能清肺化痰泻火，治疗热痰咳喘、痰稠色黄，以及痰火灼伤肺络所致的胸痛咯吐痰中带血；利水消肿，治疗水肿、小便不利；软坚散结，治疗瘿瘤、痰核等。

【用量用法】煎服，9～15 克，蛤粉宜包煎。

桑寄生

【歌括】桑上寄生，风湿腰痛，安胎止崩，疮疡亦用。

【白话解】本品是桑寄生科的寄生植物，味苦、甘，性平，归肝、肾经。能够祛风湿、补肝肾、强筋骨，治疗风湿痹证，尤其宜于痹证日久、肝肾亏虚、腰膝酸软、筋骨无力者；又能补肝肾而固冲任，常用于治疗肝肾亏虚引起的月经过多、崩漏、妊娠下血、胎动不安；此外，还可用于金创、痈疡等外科病证。可与183页“寄生”相参看。

【用量用法】煎服，9～15克。

火麻仁

【歌括】火麻味甘，下乳催生，润肠通结，小水能行。

【白话解】火麻仁味甘性平，归脾、胃、大肠经。甘润滑利，有下乳催生的作用，可用于乳少、难产；长于润肠通便，兼能滋养补虚，适用于老人、产妇及体弱津血不足的肠燥便结；此外，还有通利小便的功能。

【用量用法】煎服，9～15克。宜打碎入煎剂。

山豆根

【歌括】山豆根苦，疗咽肿痛，敷蛇虫伤，可救急用。

【白话解】山豆根味苦性寒，有毒，归肺、胃经。长于清肺火、解热毒、利咽消肿，是治疗咽喉肿痛的要药，常用于热毒蕴结所致的咽喉肿痛、乳蛾、喉痹。又能外敷用于虫蛇咬伤的急救。

【用量用法】 煎服，3～6克。外用适量。

【按语】 山豆根还有清泻胃火之功，治疗胃火上炎引起的牙龈肿痛、口舌生疮，可入煎剂内服，亦可煎汤漱口。

益母草

【歌括】 益母草甘，女科为主，产后胎前，生新去瘀。

【白话解】 益母草又名坤草，味甘（今通常认为味辛、苦），性微寒，归心、肝、膀胱经。以治疗妇科疾病为主，善活血调经、祛瘀生新，常用于血瘀所致的经闭、痛经、月经不调，产后瘀滞所致的腹痛、恶露不尽，以及难产、胎衣不下等。对于妇科胎前调经、产后通瘀，均有较好疗效，是妇产科之要药。

【用量用法】 煎服，9～30克，或熬膏。

【按语】 益母草除治疗妇科疾病外，又有利水消肿的作用，能够治疗水肿、小便不利，尤其宜于水瘀互阻之水肿、血热兼瘀之血淋尿血；还有清热解毒消肿的作用，用于疮疡肿毒。

益母草功善活血，性寒滑利，故阴虚血少、虚寒、滑陷不固者，均不宜应用。临床当辨证用药，不得因“益母”之名，而泛用于妇科，或拘泥于妇科。

紫　草

【歌括】 紫草苦寒，能通九窍，利水消膨，痘疹最要。

【白话解】紫草味苦（今通常认为味甘、咸），性寒，归心、肝经。其性滑利善通九窍，既能滑肠而通大便，又能利水而通小便，使水湿从下而解，治疗水肿腹胀；更善清热凉血、解毒透疹，适用于血分有热的斑疹痘毒以及麻疹不透。

【用量用法】煎服，6～10克。外用适量，熬膏或油浸涂于患处，治疗疮疡、湿疹、水火烫伤。

【按语】紫草还有清热解毒、活血消肿的作用，可用于治疗疮疡肿毒。

紫　葳

【歌括】紫葳味酸，调经止痛，崩中带下，癥瘕通用。

【白话解】紫葳又名凌霄花，味酸、辛，性微寒，归肝、心包经。有活血通经止痛之功，治疗妇科血瘀所致的痛经、经闭腹痛；又有凉血止血之效，可治疗血热所致的崩漏下血、带下证；能够破瘀散结，是瘀血内结、癥瘕积聚的通用药。

【用量用法】煎服，3～9克。

【按语】紫葳还有凉血祛风的作用，适用于血分有热的风疹、皮癣、痤疮、瘙痒等皮肤科疾患。

地肤子

【歌括】地肤子寒，去膀胱热，皮肤瘙痒，除热甚捷。

【白话解】地肤子味辛、苦，性寒，归肾、膀胱经。善清膀胱湿热、利尿通淋，治疗湿热所致的小便不利、淋漓涩痛；又能清热利湿、祛风止痒，内服或外洗治疗风疹、湿疹瘙痒以及阴痒带下，除热的疗效颇为快捷。

【用量用法】煎服，9～15克。外用适量，煎汤外洗。

楝根皮

【歌括】楝根性寒，能追诸虫，疼痛立止，积聚立通。

【白话解】楝根皮味苦性寒，有毒，归肝、脾、胃经。有较强的杀虫作用，可驱杀多种肠道寄生虫，消除虫证腹痛、通利虫积结聚的功效甚为快捷。

【用量用法】煎服，4.5～9克，文火久煎。外用适量，有清热燥湿、杀虫止痒的功能，可治疗疥疮、头癣、湿疮、湿疹瘙痒等证。

【按语】楝根皮，现多称“苦楝皮”。本品有毒，不宜过量或久服。

樗根白皮

【歌括】樗①根味苦，泻痢带崩，肠风痔漏，燥湿涩精。

【注释】①樗（chū）：音初。即臭椿树。

【白话解】樗根白皮味苦、涩，性寒，归大肠、胃、肝经。功能清热燥湿、涩肠止泻、收敛止血，治疗久泻久痢、崩漏带下、肠风下血、痔漏出血；并可涩精，治疗遗精滑精。

【用量用法】煎服，3～9克。

泽　兰

【歌括】泽兰甘苦，痈肿能消，打扑伤损，肢体虚浮。

【白话解】泽兰味苦、甘（今通常认为味苦、辛），性微温，归肝、脾经。功能活血化瘀、消肿止痛，治疗痈疮肿毒、跌打损伤瘀肿疼痛；又能利水消肿，用于水肿、腹水、肢体浮肿，对于水瘀互阻的水肿尤为适宜。

【用量用法】煎服，9～15克。

【按语】泽兰长于活血调经，还是妇科瘀血诸证的常用药。泽兰与益母草均能活血调经、祛瘀消痈、利水消肿，二者相较，益母草的力量较强，应用也较广泛。

牙　皂

【歌括】牙皂味辛，通关利窍，敷肿痛消，吐风痰妙。

【白话解】牙皂味辛、咸，性温，有小毒，归肺、大肠经。性善走窜，有通关利窍之功，治疗顽痰阻于肺窍；又有取嚏、催吐的作用，可吹鼻取嚏或调灌催吐，以豁痰开窍醒神，治疗中风、痰厥、癫痫、喉痹等痰涎壅盛、关窍阻闭之危急重证，对于风痰所致的痰涌窍闭、卒然昏仆有较好疗效。

【用量用法】研末服，1～1.5克。煎服，1.5～5克。外用适量，吹鼻取嚏；熬膏外敷还可治疗疮肿未溃、皮癣瘙痒。

【按语】牙皂有小毒，内服剂量不宜过大，以免引起呕吐、腹泻。且走窜力强，非顽疾卒病、体质壮实者不可用。

芜　荑

【歌括】芜荑味辛，驱邪杀虫，痔瘘癣疥，化食除风。

【白话解】芜荑味辛、苦，性温，归脾、胃经。长于杀虫消积，治疗蛔虫、蛲虫、绦虫所致的面黄、腹痛；外敷可治疗痔漏、瘘瘤、疥癣、皮肤恶疮；内服还有消化食积、驱除脏腑风冷的作用。

【用量用法】煎服，3~9克。入丸、散，每次2~3克。外用适量，研末调敷。

雷　丸

【歌括】雷丸味苦，善杀诸虫，癫痫蛊毒，治儿有功。

【白话解】雷丸味微苦，性寒，有小毒，归胃、大肠经。善杀虫消积，作用广泛，对多种肠道寄生虫均有驱杀作用，尤以驱杀绦虫为佳，能够治疗因虫积而致的癫痫，以及形瘦腹大的蛊毒证；又能开滞消疳，对于小儿疳积、虫证均有较好疗效。

【用量用法】不宜入煎剂。入丸、散，15~21克；或饭后温水调服，每次5~7克，1日3次，连服3天。

胡麻仁

【歌括】胡麻仁甘，疔肿恶疮，熟补虚损，筋壮力强。

【白话解】胡麻仁味甘性平，归肝、脾、肾经。生用外敷可治疗肿毒恶疮；熟用内服可补益肝肾、强健筋骨，治疗精亏血虚引起的头晕眼花、须发早白、腰膝酸软、四肢无力。

【用量用法】煎服，9~15克。外用适量。

【按语】胡麻仁即脂麻，一名巨胜子，有黑白两种，入药以黑色为良，即黑脂麻。

胡麻仁质润滑利，还有润肠通便之功，多用于老人、产后及久病津伤的肠燥便秘。药性平和、甘香质润，为常用之滋养佳品。但因其质润滑利，大便溏泄者不宜服。

苍耳子

【歌括】苍耳子苦，疥癣细疮，驱风湿痹，瘙痒堪尝。

【白话解】苍耳子味辛、苦，性温，有毒，归肺经。可治疗疥癣、风疹、麻风以及细小的湿疹、湿疮等皮肤疾患；能够祛风除湿、通络散寒，多用于风湿痹痛；对于皮肤瘙痒，有较好疗效。

【用量用法】煎服，3～9克。

【按语】与其他种子类药不同，苍耳子性偏升散，故有“诸子皆降，苍耳独升”之说。本药宣散疏达，又长于散风寒、通鼻窍，是治疗鼻塞、鼻渊的良药。

蕤　仁

【歌括】蕤①仁味甘，风肿烂弦②，热胀胬③肉，眼泪立痊。

【注释】①蕤（ruí）。

②弦：眼弦，又名胞沿、胞弦、眼沿。今称睑缘，上下眼睑的游离缘。

③胬（nǔ，音努）肉：高突于疮口之肉芽。这里是指胬肉攀睛，多由心、肺二经风热壅盛或阴虚火炎、气血瘀滞而成，症见眦部血脉丛生，胬肉似昆虫翼状，横贯白睛，渐侵黑睛，甚至掩及瞳神，自觉碜涩不适，影响视力。

【白话解】蕤仁味甘性寒，归肝经。有祛风散热明目的作用，善治风热引起的目赤肿痛、眼睛边缘赤粒、眼球热胀、胬肉遮睛、多泪等眼病。

【用量用法】煎服，3～9克。外用适量，煎汤外洗。

青葙子

【歌括】青葙子苦，肝脏热毒，暴发赤障，青盲可服。

【白话解】青葙子味苦性微寒，归肝经。善于清泻肝经热毒，明目退翳，治疗因肝经实火所致的突发性目赤肿痛、眼生翳障、视物昏花等，还可用于“青盲”症。

【用量用法】煎服，9～15克。

【按语】青葙子性寒，长于清泻肝经实火，也可配伍补益药治疗肝虚血热、肝肾亏损所致的视物不清、目昏干涩，是眼科的常用药。此外，还可泻肝火、抑肝阳，治疗肝阳化火所致的头痛、眩晕、烦躁、失眠。

谷精草

【歌括】谷精草辛，牙齿风痛，口疮咽痹，眼翳通用。

【白话解】谷精草味辛、甘，性平，归肝、肺经。善疏散头面风热，治疗风热上攻所致的头痛、齿痛、口舌生疮、咽喉肿痛、目赤肿痛、眼生翳障。是目生翳障的常用药。

【用量用法】煎服，3～9克。

白　薇

【歌括】 白薇大寒，疗风治疟，人事不知，鬼邪堪却。

【白话解】 白薇味苦、咸，性寒，归胃、肝、肾经。善清血分之热，治疗疟疾经久不愈，身热不退；清热凉血、益阴除热，既能清实热，又能退虚热，可用于温病热入营血高热神昏、不省人事，以及产后血虚发热、昏厥证。

【用量用法】 煎服，4.5～9克。

【按语】 白薇又有以下功效：利尿通淋，治疗膀胱湿热、血淋涩痛；凉血解毒、消肿散结，治疗疮痈肿毒、毒蛇咬伤；清肺透邪、养阴退热，治疗阴虚外感。

白　蔹

【歌括】 白蔹微寒，儿疟惊痫，女阴肿痛，痈疔可啖。

【白话解】 白蔹味苦、辛，性微寒，归心、胃经。功能清热解毒，治疗小儿疟疾以及因热盛动风而引起的惊痫；又能解毒消痈、敛疮生肌、消肿止痛，治疗疮痈肿毒、瘰疬痰核、妇女阴部肿痛等症。

【用量用法】 煎服，4.5～9克。外用适量，煎汤外洗或研末外敷。

【按语】 白蔹治疗疮痈肿痛，可内服亦可外用。外敷还常用于水火烫伤、手足皲裂、扭锉伤痛。此外，本药还有清热凉血、收敛止血的作用，是治疗血热出血证的常用药。

青　蒿

【歌括】 青蒿气寒，童便熬膏，虚汗盗汗，除骨蒸劳。

【白话解】 青蒿味苦、辛，性寒，归肝、胆经。长于清透虚热、凉血除蒸，可用童便熬膏，治疗阴虚发热、劳热骨蒸、潮热盗汗。

【用量用法】 煎服，6～12 克，不宜久煎。或鲜品绞汁服，常用于解暑、截疟。

【按语】 青蒿治疗阴虚除上述童便熬膏法外，临床多与银柴胡、胡黄连、知母、鳖甲等清虚热药物配伍，入煎剂使用。本品长于清透阴分伏热，故可用于温病后期，余热伏于阴分者。又有解暑、截疟之功，是治疗暑热外感、疟疾寒热的常用药。

茅　根

【歌括】 茅根味甘，通关逐瘀，止吐衄血，客热可去。

【白话解】 白茅根味甘性寒，归肺、胃、膀胱经。功能通关窍、利小便，有利水消肿、利尿通淋、利湿退黄的作用，治疗水肿、热淋、黄疸；又能清热凉血止血，治疗多种血热出血证，如鼻衄、吐血、咯血、尿血、血淋等，因其兼有化瘀之效，止血而不留瘀，尤其适用于血热挟瘀的出血证；善清肺胃之热，对于热邪客于肺、胃所致的咳嗽、呕吐，有较好疗效。

【用量用法】 煎服，15～30 克。鲜品加倍，以鲜品为佳，可捣汁服。炒炭止血之力增强。

大小蓟

【歌括】大小蓟苦，消肿破血，吐衄咯唾，崩漏可啜。

【白话解】大蓟、小蓟味甘、苦，性凉，归心、肝经。功能凉血解毒、散瘀消肿，治疗疮痈肿毒，以及内痈如肠痈、肺痈等；善于凉血止血，主治血热妄行所致的吐血、衄血、咯血、唾血、崩漏下血等出血证。

【用量用法】煎服，9~15 克。鲜品可用 30~60 克。外敷多用于外痈。

【按语】大、小二蓟，均能凉血止血、散瘀解毒消痈，主治血热出血、热毒疮疡，二者常相须而用。但大蓟散瘀消痈力强，止血作用广泛，长于治疗吐血、咯血、崩漏；小蓟兼能利尿通淋，长于治血尿、血淋。

枇杷叶

【歌括】枇杷叶苦，偏理肺脏，吐哕不止，解酒清上。

【白话解】枇杷叶味苦性微寒，归肺、胃经。主入肺经，能够清肺降气止咳，是治疗肺热肺燥引起的咳嗽、气喘的要药；又能入胃经，清胃热、降胃气而治疗胃热呕哕、呃逆。

【用量用法】煎服，6~9 克。止咳宜炙用，止呕宜生用。

木　律

【歌括】木律大寒，口齿圣药，瘰疬能治，心烦可却。

【白话解】木律又名胡桐泪、石律，味苦、咸，性寒，归肺、胃经。长于治疗齿痛、牙疳、齿龈出血，前人称其“治口齿家为最要之物”；功能清热解毒、化痰软坚，治疗咽喉肿痛、瘰疬、痔疮等；性寒能降火热而除心烦。

【用量用法】煎服，6～9 克；或入丸散。外用煎水含漱，或研末撒患处。

【按语】多服可致呕吐，脾胃虚寒者禁服。

射　干

【歌括】射干味苦，逐瘀通经，喉痹口臭，痈毒堪凭。

【白话解】射干味苦性寒，归肺经。能够逐瘀血、通经闭，治疗妇女血瘀不行所致的月经不通；清肺泻火、利咽消肿，主治热毒痰火上壅所致的咽喉肿痛、口臭；此外，功能解毒消痈，治疗疮疡肿毒，可局部外敷。

【用量用法】煎服，3～9 克。外用适量。

【按语】射干清肺泻火，又有降气化痰之功，临床还常用于痰盛咳喘证。

鬼箭羽

【歌括】鬼箭羽苦，通经堕胎，杀虫祛结，驱邪除怪。

【白话解】鬼箭羽味苦性寒，归肝、脾经。能够活血破瘀通经，治疗妇科血瘀所致的月经不通、痛经及产后瘀血腹痛，又能堕胎，祛除血瘀结聚；又有散风杀虫之功，治疗虫证和风湿痹痛。

【用量用法】煎服，3～9克。

【按语】孕妇忌用。

夏枯草

【歌括】夏枯草苦，瘰疬瘿瘤，破癥散结，湿痹能瘳。

【白话解】夏枯草味辛、苦，性寒，归肝、胆经。功能清热泻火、散结消肿，治疗痰火凝聚所致的瘿瘤、瘰疬、癥瘕、结块，以及热毒炽盛所致的乳痈、疮疡。又能疏化流通，通行气血，还能用于气血凝滞不通之风湿痹痛。

【用量用法】煎服，9～15克。

【按语】夏枯草善泻肝火而明目，又常用于肝火上炎所致的目赤肿痛、头痛眩晕；配伍滋阴养肝药，可用于肝阴不足引起的目珠夜痛。

卷　柏

【歌括】卷柏味苦，癥瘕血闭，风眩痿躄[①]，更驱鬼疰[②]。

【注释】①痿躄：指痿病四肢痿弱、足不能行之症。

②鬼疰（zhù，音住）：古病名，《太平圣惠方》认为鬼邪所击，当时心腹刺痛，或闷绝倒地，如中恶之类。

【白话解】卷柏味苦（今通常认为味辛）性平，归肝、心经。有破血逐瘀的作用，可以消除腹中瘀血积聚所致的癥瘕结块，治疗瘀血经闭；又能治疗肝风头目眩晕，两足软弱、不能行走的“痿躄”。

【用量用法】煎服，3～9克。

【按语】卷柏炭还有止血之效，善治大便下血。

马鞭草

【歌括】马鞭味甘，破血通经，癥瘕痞块，服之最灵。

【白话解】马鞭草味甘（今通常认为味苦），性微寒，归肝、脾经。有破瘀血、通月经的作用，治疗血瘀所致的痛经、经闭诸证。对于瘀血积聚的癥瘕痞块，煎汤内服有一定疗效。

【用量用法】煎服，3～9克。

【按语】马鞭草又有清热解毒、利水消肿、截疟之功，主治感冒发热、咽喉肿痛、牙龈肿痛、湿热黄疸、痢疾、疟疾、淋病、水肿、小便不利等症。

鹤　虱

【歌括】鹤虱味苦，杀虫追毒，心腹卒痛，蛔虫堪逐。

【白话解】鹤虱味苦、辛，性平，有小毒，归脾、胃经。最主要的作用是杀虫，驱虫面广，对于驱杀蛔虫、蛲虫、钩虫、绦虫等多种肠道寄生虫均有较好的效果，治疗虫积引发的腹痛时作。

【用量用法】煎服，3～9克。

【按语】鹤虱除杀虫外，还有消疳的作用。可治疗小儿虫积所致的四肢羸瘦、面色青黄，及饮食虽进、不生肌肤等。本品有小毒，服后有头晕、恶心、耳鸣、腹痛等副作用，孕妇忌用。

白头翁

【歌括】白头翁温，散癥逐血，瘿疬疮疝，止痛百节①。

【注释】①百节：指周身关节。

【白话解】白头翁味苦性温（今通常认为性寒），归胃、大肠经。有解毒凉血消肿之功，常与消痈散结药相配伍，治疗疮痈肿毒、瘰疬；入血分有散瘀的作用，用于癥瘕、积聚、瘿瘤。并可治疗先热后寒、热多寒少的温疟，并止疝气腹痛和关节痛。

【用量用法】煎服，9~15克；鲜品15~30克。外用适量。

【按语】目前临床应用中，白头翁最主要的功效是清热解毒、凉血止痢，善清胃肠湿热及血分热毒，是治疗湿热泻痢、热毒血痢的要药。此外，还可煎汤外洗，治疗阴痒带下。

旱莲草

【歌括】旱莲草甘，生须黑发，赤痢可止，血流可截。

【白话解】旱莲草味甘、酸，性寒，归肝、肾经。功能补肾滋阴、生须黑发，主治肾阴不足所致的须发脱落和须发早白；又能清热凉血止血，治疗血热引起的吐血、尿血、赤痢、便血、崩漏等多种出血证；对于外伤出血，又可以用鲜品捣烂外敷患处。

【用量用法】煎服，15~30克。外用适量。

【按语】旱莲草治疗肝肾阴虚、须发早白、头晕目眩等症，多与女贞子配伍，即二至丸。

慈　菇

【歌括】慈菇辛苦，疗肿痈疽，恶疮瘾疹，蛇虺并施。

【白话解】慈菇味甘、微苦、微辛，性微寒，归肝、肺、脾、膀胱经。有清热解毒、散结消肿之功，善治疔疮肿毒、痈疽恶疮、皮肤风疹以及毒蛇咬伤等，内服外敷均有效。

【用量用法】每次0.6～0.9克，入丸、散剂服用。外用适量。

【按语】慈菇大量久服可引起胃肠道不良反应，故不宜过量、久服。

榆白皮

【歌括】榆皮味甘，通水除淋，能利关节，敷肿痛定。

【白话解】榆白皮味甘性微寒，归肺、脾、膀胱经。能够通利小便，治疗小便淋漓涩痛，以及水肿、小便不利；并能通利关节而治疗关节肿痛。外敷又有利水消肿止痛之功；消肿解毒，治疗痈疽发背、瘰疬、秃疮、疥癣。

【用量用法】煎服，6～12克。外用适量。

钩　藤

【歌括】钩藤微寒，疗儿惊痫，手足瘈疭，抽搐口眼。

【白话解】钩藤味甘、凉，归肝、心包经。功能清热凉肝，有缓和的息风止痉作用，常用于治疗小儿惊痫、高热惊风，以及热极生风所致的痉挛、手足瘈疭、口眼搐动症。

【用量用法】煎服，3～12 克，宜后下。

【按语】钩藤的主要功效为清肝热、平肝阳，除治疗肝风内动外，还可用于肝火上攻或肝阳上亢所致的头胀头痛、眩晕等症。此外，本品还有清热透邪之功，可用于外感风热、斑疹透发不畅等证。

豨莶草

【歌括】豨莶味甘，追风除湿，聪耳明目，乌须黑发。

【白话解】豨莶草味甘（今通常认为味辛、苦），性寒，归肝、肾经。善祛筋骨间风湿，通经络，利关节，主治风湿热痹。酒制后又有补益肝肾，聪耳明目、乌须黑发的作用，治疗耳聋、两目视物模糊及须发早白等。

【用量用法】煎服，9～12 克。外用适量。治风湿痹痛宜制用，治风疹、湿疮、疮痈宜生用。

【按语】豨莶草酒蒸制后性味转为甘温，祛风除湿中寓有补肝肾之功，可用于肝肾不足、筋骨疼痛、腰膝酸软、中风半身不遂等证，但单用作用缓慢，多与他药配伍或久服方效。此外，本品又有清热解毒化湿之效，可内服或外洗治疗湿疮、风疹、疮痈等皮肤疾患。

蜀葵花

【歌括】葵花味甘，带痢两功，赤治赤者，白治白同。

【白话解】蜀葵花味甘、咸，性凉。功能和血止血、通便，主治吐血、衄血，月经过多或月经不调，二便不通，并有解毒之功；“通因通用”治疗痢疾；治疗赤白带下，色白者治白带佳，色赤者治赤带佳。

【用量用法】 煎服，3~9克；或研末服，1~3克。

辛 夷

【歌括】 辛夷味辛，鼻塞流涕，香臭不闻，通窍之剂。

【白话解】 辛夷味辛性温，归肺、胃经。功能解表散寒、宣通鼻窍，治疗外感所致的鼻塞流涕、不闻香臭。因其药性上达，外能祛除风寒邪气，内能升达肺胃清气，是宣通鼻窍，治疗鼻塞、鼻渊的要药。

【用量用法】 煎服，3~9克。本品有毛，易刺激咽喉，入汤剂宜包煎。

续随子

【歌括】 续随子辛，恶疮蛊毒，通经消积，不可过服。

【白话解】 续随子又名千金子，味辛性温，有毒，归肝、肾、大肠经。能够攻毒杀虫，治疗顽癣、恶疮肿毒及虫蛇咬伤；又能破血消癥通经，治疗癥瘕痞块、血瘀经闭。因力量峻猛，且有毒，不可过量服用。

【用量用法】 1~2克，一般去壳、去油用，即千金子霜，多入丸散服。外敷可治疗皮肤疾患及毒蛇咬伤。

【按语】 千金子还有泻下逐水消肿之功，其性峻猛，常用于二便不利之水肿实证。

海桐皮

【歌括】 海桐皮苦，霍乱久痢，疳䘌①疥癣，牙痛亦治。

【注释】 ①疳䘌（nì）：䘌，音匿，小虫。疳䘌即虫积。

【白话解】 海桐皮味苦、辛，性平，归肝经。辛散行气，苦燥湿浊，能够治疗霍乱吐泻，痢疾经久不愈；又能祛风燥湿、杀虫止痒，可治疗小儿虫积疳疾，以及疥癣、湿疹瘙痒等皮肤疾患。

【用量用法】 煎服，6～15 克。煎汤外洗可用于皮肤疾患。

【按语】 目前临床海桐皮最常用的功效是祛风除湿、通络止痛，用于风湿痹痛，尤善治疗下肢关节痹痛。

石楠叶

【歌括】 石楠藤辛，肾衰脚弱，风淫湿痹，堪为妙药。

【白话解】 石楠叶味辛、苦，性平，有小毒，归肝、肾经。有补肝肾、强腰膝和除风湿的作用，是治疗肾虚腰膝双足软弱无力以及风湿痹痛的良药。

【用量用法】 煎服，9～15 克。

鬼　臼

【歌括】 鬼臼有毒，辟瘟除恶，虫毒鬼疰，风邪可却。

【白话解】 鬼臼味苦、辛，性温，有毒。功能辟秽除恶、逐邪解毒，降气化痰、祛瘀散结，杀虫，治疗痨伤、咳嗽、吐血、胃痛、痈疽、蛇毒等。

【用量用法】煎服，3～12 克，或入丸散。外用磨汁涂、捣敷或研末调敷。

大青叶

【歌括】大青气寒，伤寒热毒，黄汗①黄疸，时疫②宜服。

【注释】①黄汗：汗出染衣色黄，多因于湿热。

②时疫：即瘟疫，疠气疫毒从口鼻而入，有强烈的传染性。

【白话解】大青叶味苦性寒，归心、胃经。功能清热解毒，治疗伤寒热毒，以及汗出染衣色黄的黄汗和面目皮肤发黄的黄疸；又善解瘟疫时毒，有解毒利咽、凉血消肿之效，是瘟毒上攻、喉痹口疮等证的常用药。

【用量用法】煎服，9～15 克。鲜品 30～60 克。外用适量。

【按语】大青叶既能解心胃二经实火热毒，又能入血分凉血消斑，气血两清，可用于温病心胃毒盛、热入营血、风热表证、温病初起、血热毒盛诸证，应用广泛，是临床常用药。此外，大青叶鲜品捣烂外敷又可治疗热毒炽盛的丹毒红肿等症。

侧柏叶

【歌括】侧柏叶苦，吐衄崩痢，能生须眉，除湿之剂。

【白话解】侧柏叶味苦、涩，性寒，归肺、肝、脾经。善清血热，兼能收敛止血，是治疗吐血、衄血、崩漏、血痢、血淋、便血、尿血等多种出血证的要药，尤以血热迫血妄行者最为相宜；又有生发乌发之效，可用麻油调涂，治疗血热脱发、须发早白；本品性寒而燥，还有祛湿的功效，对风湿伤于筋脉者亦有一定疗效。

【用量用法】煎服，10～15克。止血多炒炭用。外用适量。

【按语】侧柏叶还有清肺化痰止咳之功，常用于治疗肺热咳喘、痰稠难咯者。

槐实

【歌括】槐实味苦，阴疮湿痒，五痔①肿痛，止涎极莽②。

【注释】①五痔：指内痔、外痔、举痔、虫痔、脱肛五种病证。

②莽：粗鲁的意思。此处借作大、强的意思。

【白话解】槐实又名槐角，味苦性寒，归肝、大肠经。能够燥湿止痒，治疗前阴生疮及湿疹瘙痒；又能清热凉血润肠，善治各种痔疮肿痛；并有很好的止涎唾的作用。

【用量用法】煎服，6～12克。

【按语】槐实还有清泻肝火的作用，治疗肝火上炎所致的头痛、目赤、眩晕；凉血止血，治疗肠风下血、血痢、血淋、吐血、衄血等诸血证。

槐实性味功效与槐花相似，但止血作用较槐花为弱，而清降泄热作用较强，并兼有润肠功能。

瓦楞子

【歌括】瓦楞子咸，妇人血块，男子痰癖，癥瘕可瘥。

【白话解】瓦楞子味咸性平，归肺、胃、肝经。长于消痰软坚，化瘀散结，适用于气滞血瘀及痰积所致的癥瘕痞块、瘰疬、瘿瘤、妇科血瘀血结诸证。

【用量用法】煎服，9～15克，宜打碎先煎。研末服，每次1～3克。生用消痰散结，煅用制酸止痛。

【按语】瓦楞子煅用还有制酸止痛的作用，常用于肝胃不和、胃痛吐酸者。

棕榈子

【歌括】棕榈子苦，禁泄涩痢，带下崩中，肠风堪治。

【白话解】棕榈子味苦、甘、涩，性平。味涩善于收敛，药性平和，无寒热之偏，有涩肠止泻痢和止血的作用。可用于久泻、久痢、带下过多、崩漏下血以及肠风下血等证。

【用量用法】煎服，6～9克。

【按语】棕榈皮煅炭入药，称“棕榈炭”，广泛应用于各种出血证，以出血无瘀滞者为宜，尤多用于崩漏，是临床收敛止血、治疗血证的常用药。

冬葵子

【歌括】冬葵子寒，滑胎易产，癃①利小便，善通乳难。

【注释】①癃：小便不利，尚可点滴而出，病症较轻者称之为癃；病症较重，点滴不下称之为闭。此统指小便不利之癃闭证。

【白话解】冬葵子味甘、涩，性凉，归大肠、小肠、膀胱经。其性滑利，能够滑胎治疗难产；利尿通淋，治疗小便不畅之淋证、小便不通之癃闭，以及水肿、小便不利；又有通乳之功，用于产后乳汁不通、乳房胀痛。

【用量用法】煎服，3～9克。

【按语】冬葵子还有润肠通便的作用，用于肠燥便秘证。因其性寒润滑利，孕妇慎用。

淫羊藿

【歌括】淫羊藿辛，阴起阳兴，坚筋益骨，志强力增。

【白话解】淫羊藿又名仙灵脾，味辛、甘，性温，归肾、肝经。性温燥烈，长于补肾壮阳，治疗男子肾虚精亏的阳痿、遗精以及女子宫冷不孕；又能祛风除湿、补肝肾、强筋骨，治疗风湿痹痛、筋骨不利或肢体麻木；此外，又有强志、治疗健忘的作用。

【用量用法】煎服，3～15克。

松　脂

【歌括】松脂味甘，滋阴补阳，驱风安脏，膏可贴疮。

【白话解】松脂味甘性温。有滋阴补阳、燥湿祛风、安和五脏的作用，内服可以强身健体；熬膏外贴，又有生肌止痛、收湿止痒之功，可治疗痈肿疮毒和疥癣等皮肤病。

【用量用法】本品多熬膏外用。

覆盆子

【歌括】覆盆子甘，肾损精竭，黑须明眸，补虚续绝。

【白话解】覆盆子味甘、酸，性微温，入肝、肾经。能够补益肝肾之精，有明眸之效，治疗肝肾不足、目暗不明；还有黑须乌发的作用，用于肾精亏虚、须发早白；又可补肾精强筋骨，续筋接骨，强阴健阳，是补益肾虚的良药。

【用量用法】煎服，6～9克。

【按语】覆盆子还有收涩固精缩尿的作用，临床常用于治疗肾虚所致的遗精、滑精、遗尿、尿频，以及阳痿、不孕等证。

合欢皮

【歌括】合欢味甘，利人心志，安脏明目，快乐无虑。

【白话解】合欢皮味甘性平，归心、肝、肺经。善解肝郁、悦心神，能使五脏安和，心志欢悦，以收安神解郁之效，适用于情志不遂、忿怒忧郁、烦躁失眠、心神不宁等症，是悦心安神的要药。

【用量用法】煎服，6～12克。外用适量。

【按语】合欢皮还有活血祛瘀、续筋接骨之功，用于跌打损伤、筋伤骨折、血瘀肿痛之症；又有活血消肿的作用，能够消散内外痈肿，治疗肺痈、疮痈肿毒。内服、外用均可。

金樱子

【歌括】金樱子甘，梦遗精滑，禁止遗尿，寸白虫杀。

【白话解】金樱子味甘（今通常认为味酸、涩），性平，归肾、膀胱、大肠经。功专收涩固敛，有固精、缩尿、止带的作用，常用于治疗肾虚精关不固所致的遗精、滑精，膀胱失约所致的遗尿、尿频，带脉不固所致的带下过多，脾虚不摄所致的久泻、久痢，以及脱肛、崩漏、子宫脱垂等症。此外，还有驱杀寸白虫的作用。

【用量用法】煎服，6～12 克。

楮　实

【歌括】楮实味甘，壮筋明目，益气补虚，阴痿当服。

【白话解】楮实味甘性寒，归肝、肾、脾经。有补肝肾、强筋骨、明目的作用，可治疗肾虚筋骨软弱、腰膝无力，以及两目昏花、视物模糊不清等症。又有益气补虚的作用，可用于肾虚阳痿。

【用量用法】煎服，6～15 克。

【按语】楮实还有利水之功，可治疗肾虚、气虚所致的水肿、小便不利。

郁李仁

【歌括】郁李仁酸，破血润燥，消肿利便，关格①通导。

【注释】①关格：病名。食入即吐、上不得入，名“格”；大便不通或大小便都不通、下不得出，名“关”；呕吐与大小便不通兼见称为“关格”。

【白话解】郁李仁味酸（今通常认为味辛、苦、甘），性平，归脾、大肠、小肠经。有破血之功，质润多脂，能够润肠通便，又能兼行大肠之气，是大肠气滞、肠燥便秘的常用药；又有利水消肿的作用，可用于水肿胀满、小便不利，能够通导呕吐、大小便不通的关格证。

【用量用法】煎服，6~12克，打碎入煎。

【按语】孕妇慎用。

没食子

【歌括】没食子苦，益血生精，染发最妙，禁痢极灵。

【白话解】没食子味苦性温，归肺、脾、肾经。功能入肾固精，治疗遗精滑泄；涩肠止泻，治疗久泻久痢；还可用于染须发。

【用量用法】煎服，6~9克，或入丸散。外用研末撒或调敷。

【按语】没食子又能敛肺止咳，治疗久咳不愈、咯血；有止血之效，治疗便血、创伤出血。

空　青

【歌括】空青气寒，治眼通灵，青盲赤肿，去暗回明。

【白话解】空青味甘、酸，性寒，有小毒，归肝经。功能清热凉肝、明目祛翳，治疗目赤肿痛、青盲、雀目、翳膜内障，有去暗回明之功。

【用量用法】内服研末，每次0.3~1克，或入丸散。外用研细水飞，点眼。

【按语】空青还有活血利窍的作用，用于中风口㖞、手臂不仁、头风、耳聋。

密陀僧

【歌括】密陀僧咸，止痢医痔，能除白癜，诸疮可治。

【白话解】密陀僧味咸、辛，性平，有毒，归肝、脾经。有燥湿、杀虫、解毒、收敛、防腐的作用，内服可以治疗久痢不愈；外用主治疮疡溃后日久不能收敛，以及口疮、湿疮等各种疮疡，又能治疗白癜风、痔疮、湿疹、疥癣等。

【用量用法】内服，研末0.2~0.5克。外用适量。

【按语】密陀僧以外用为主，长期使用易引起铅中毒。内服宜慎，不可过量，不宜久服，一般不超过1周，体虚、孕妇、儿童禁服。

伏龙肝

【歌括】伏龙肝温，治疫安胎，吐血咳逆，心烦妙哉。

【白话解】伏龙肝即灶心土，味辛性温，归脾、胃经。能够防治疫证，有安胎之功，治疗孕中因寒胎动不安；功善温暖中焦，收摄脾气而止血，是温经止血的要药，主治脾气虚寒不能摄血所致的吐血、便血、衄血、下血、崩漏等；又有除烦的功能。

【用量用法】煎服，15~30克，布包，先煎；或60~120克，煎汤代水。外用适量。

【按语】伏龙肝的安胎、治疫作用，目前临床较少应用。据《济阴纲目》记载，用本品为末，以井底泥调敷心下，可令胎不伤，孕妇内外诸证均可运用。治疫作用，《本草蒙筌》

载，和水敷脐勤换，可辟除时邪，并能安胎。

伏龙肝为灶内经火久炼之土，具土之质，得火之性，因此兼有温、燥、质重，善入脾胃的特点。又能温中和胃而降逆止呕、温脾暖胃而涩肠止泻，用于脾胃虚寒所致的呕吐，以及脾虚久泻、久痢证。

石 灰

【歌括】石灰味辛，性烈有毒，辟虫立死，堕胎极速。

【白话解】石灰味辛、苦、涩，性温，有毒，归肝、脾经。性烈有毒，有杀虫止痒的作用，常用于疥癣、湿疹等皮肤疾患；堕胎的效果十分快捷。

【用量用法】外用研末调敷，或取水溶液涂搽。一般不作内服用。

【按语】石灰性至烈，生石灰长于解毒蚀疮，多用作腐蚀剂，治疗痈疽疔疮、丹毒、赘疣等证；熟石灰长于敛疮止血，适用于外伤出血、溃疡不愈、疮疡日久不收等证。

穿山甲

【歌括】穿山甲毒，痔癖恶疮，吹奶[①]肿痛，鬼魅潜藏。

【注释】①吹奶：又名吹乳。古人认为乳痈早期，因小儿口气所吹，导致乳汁不通、壅结肿痛，故名。

【白话解】穿山甲味咸，性微寒，归肝、胃经。能够活血消癥、消肿排脓，可用于痈疮初起或脓成未溃者，以及癥瘕癖积、痔疮肿痛、瘰疬等证；长于通经下乳，是治疗产后乳汁不下之要药，对于吹乳所致的乳房肿痛有很好的疗效。

【用量用法】煎服，3～10克。研末吞服，每次1～1.5克。

【按语】本品性善走窜，内达脏腑，外通经络，能通利经脉，并可入络，透达关节，治疗风湿痹痛、关节不利、麻木拘挛。

孕妇慎用，痈肿已溃者忌用。

蚯蚓

【歌括】蚯蚓气寒，伤寒瘟病，大热狂言，投之立应。

【白话解】蚯蚓又名地龙，味咸性寒，归肝、脾、膀胱经。能够息风止痉、清热定惊，对于伤寒或温病过程中的高热、神昏谵语，以及热极生风所致的痉挛抽搐、惊痫，有很好的疗效。

【用量用法】煎服，4.5～9克；鲜品10～20克；研末吞服，每次1～2克。

【按语】地龙还有以下功能：虫类药性善走窜，长于通络止痛，适用于各种原因导致的经络阻滞、血脉不畅、肢节不利、麻木疼痛，如中风后半身不遂、痹证关节疼痛等；能够清肺平喘，治疗肺热壅肺所致的哮喘；又可清热利水，用于热结膀胱所致的小便不利。

蜘蛛

【歌括】蜘蛛气寒，狐疝[①]偏痛，蛇虺咬涂，疔肿敷用。

【注释】①狐疝：又名阴狐疝气，俗称小肠气。指有物入阴囊，卧则入小腹，行立则出小腹入阴囊中的病证。

【白话解】蜘蛛味苦性寒，有毒，归肝经。功能祛风解毒、消肿散结，主治狐疝偏坠疼痛；外用可治疗牙疳、聤耳、痈肿疔毒、瘰疬、恶疮、蛇虫咬伤等。

【用量用法】内服研末，0.3～1克，浸酒或入丸散，不入汤剂。外用捣敷、绞汁涂；研末撒或调敷。

蟾　蜍

【歌括】蟾蜍气凉，杀疳蚀癖，瘟疫能治，疮毒可祛。

【白话解】蟾蜍味辛性凉（今通常认为性温），有毒，归心经。内服有消积杀虫的作用，可治疗疳积虫积；辛温走窜，有辟秽化浊、开窍醒神之功，能够预防瘟疫，研末吹鼻取嚏可治疗痧胀腹痛、神昏吐泻。又有良好的解毒消肿作用，可外用或内服治疗痈疽疔疮、瘰疬、咽喉肿痛、牙痛等。

【用量用法】煎服，3～6克，多入丸、散。外用适量。

【按语】目前临床多用的蟾酥，由蟾蜍分泌的白色浆液加工干燥而成，内服0.015～0.03克，研细，多入丸、散用。因本品有毒，内服慎勿过量。外用不可入目。孕妇忌用。

刺猬皮

【歌括】刺猬皮苦，主医五痔，阴肿疝痛，能开胃气。

【白话解】刺猬皮味苦、涩，性平，归肾、胃、大肠经。功能收敛止血，化瘀止痛，善治肠风下血、痔漏肿痛出血、阴肿、疝气疼痛；能够化瘀开胃，多用于胃痛日久，气血瘀滞兼呕吐者。

【用量用法】煎服，3～9 克。研末服，1.5～3 克。

【按语】刺猬皮味涩收敛，主入肾经，长于固精缩尿，适用于肾虚精关不固所致的遗精、滑精，以及肾虚膀胱失约所致的遗尿、尿频。

蛤 蚧

【歌括】蛤蚧味咸，肺痿血咯，传尸[①]劳疰[②]，邪魅可却。

【注释】①传尸：古病名，指互相传染的消耗性疾患。

②疰：古病名，指一些具有传染性和病程迁延的疾病。

【白话解】蛤蚧味咸性平，归肺、肾经。长于补肺气、助肾阳而定喘咳，肺主气、肾纳气，本品兼有补肺气、纳肾气之功，故是治疗虚证喘咳之佳品，常用于虚劳咳嗽、肺肾虚喘、肺痿咯血以及肺痨等久病不愈者。

【用量用法】煎服，6～9 克；研末每次 1～2 克，日 3 次；浸酒服 1～2 对。

【按语】蛤蚧质润不燥，补肾助阳兼能益精养血，有固本培元之功，可用于肾虚阳痿。

蝼 蛄

【歌括】蝼蛄味咸，治十水肿[①]，上下左右[②]，效不旋踵[③]。

【注释】①十水肿：又称十水，是古代对水肿病的分类，历代说法不一。一说为青水、赤水、黄水、白水、黑水、玄水、风水、石水、里水、气水（《中藏经》）；一说为青水、赤水、黄水、白水、黑水、悬水、风水、石水、暴水、气水（《诸病源候论》）；一说为心水、肝水、肺水、脾水、肾水、胆水、大肠水、膀胱水、胃水、小肠水。此泛指各种水肿。

②上下左右：古人有将蝼蛄分为上下左右四截治疗水肿之说，上部肿用上部，下部肿用下部，左边肿用左部，右边肿用右部。现代临床多用整个蝼蛄，不再分上下左右。

③旋踵：掉转脚跟，形容时间短促。这里指见效很快。

【白话解】 蝼蛄味咸性寒，归膀胱、大肠、小肠经。性善下行，有较强的利水消肿作用，并能通利大便，用于各种水肿之实证，取效速捷。

【用量用法】 煎服，6~9 克。研末服，每次 3~5 克。外用适量。

【按语】 蝼蛄又有利尿通淋的作用，尤其长于治疗石淋作痛。

蜗　牛

【歌括】 蜗牛味咸，口眼㖞僻，惊痫拘挛，脱肛咸治。

【白话解】 蜗牛味咸性寒，有小毒，归膀胱、胃、大肠经。功能清热解毒、镇惊、消肿，治疗中风口眼㖞斜、风热惊痫、小儿脐风、手足拘挛；外用可治疗瘰疬、痈肿丹毒、痔疮、脱肛等。

【用量用法】 煎服，30~60 克；或捣汁；或焙干研末，1~3 克。外用捣敷，或焙干研末调敷。

【按语】 脾胃虚寒者忌服，不宜久服。

桑螵蛸

【歌括】 桑螵蛸咸，淋浊精泄，除疝腰痛，虚损莫缺。

【白话解】桑螵蛸味甘、咸，性平，归肝、肾经。性能收敛，善补肾气而固精关，治疗肾虚不固所致的小便频数、淋漓不尽、白浊、遗尿、尿频，以及精关不固所致的遗精、滑精；能够补肾助阳，治疗肾气、肾阳亏虚所致的疝气、腰痛、阳痿证；因其有较好的补益收涩作用，是治疗肾脏虚损不可缺少的药物。

【用量用法】煎服，6～9 克。

田　螺

【歌括】田螺性冷，利大小便，消肿除热，醒酒立见。

【白话解】田螺味甘、咸，性寒，归肝、脾、膀胱经。有清热、通利大小便的作用，适用于热结所致的小便不通和大便秘结。外用有消肿止痛除热之功，取汁点眼，可治疗目赤肿痛；外敷可治疗痔疮肿痛。此外，还可止渴醒酒，用于酒醉不醒。

【用量用法】煎服，4～10 枚。外用适量。

象　牙

【歌括】象牙气平，杂物刺喉，能通小便，诸疮可瘳。

【白话解】象牙味甘性平（今通常认为性寒）。《开宝本草》载可刮取屑，细研和水外敷，治疗诸铁及杂物入肉；治疗小便不通；又能解毒生肌，治疗痈肿疮毒。

【用量用法】内服研末 0.5～1 钱，或入丸散。外用磨汁涂或研末调敷。

【按语】象牙还有清热镇惊的作用，治疗癫病惊悸。

水　蛭

【歌括】水蛭味咸，除积瘀坚，通经堕胎，折伤可痊。

【白话解】水蛭味咸、苦，性平，有小毒，归肝经。破血逐瘀力量较强，主要用于通散瘀滞、破积消坚，治疗癥瘕积聚；破血通经，治疗血瘀经闭，又有堕胎的功能；亦常用于跌打损伤、折伤所致的瘀血作痛。

【用量用法】煎服，1.5～3克。研末服，0.3～0.5克。

【按语】对于外伤瘀血，除内服外，还可将活水蛭洗净，置于患处局部吸血，以消除血肿。

孕妇忌用。

贝　子

【歌括】贝子味咸，解肌散结，利水消肿，目翳清洁。

【白话解】贝子即紫贝齿，味咸性平，归肝经。味咸能够软坚散结；又能利小便而消水肿；清肝明目，善治肝经有热所致的目赤肿痛、视物昏花等症，内服或外用点眼可清除翳障。

【用量用法】煎服，10～15克，宜打碎先煎。

【按语】紫贝齿有显著的平肝潜阳之功，治疗肝阳上亢所致的头晕目眩；又能镇惊安神，适用于肝阳上扰、心阳躁动所致的惊悸心烦、失眠多梦，亦可用于小儿惊风、高热抽搐。

蛤　蜊

【歌括】蛤蜊肉冷，能止消渴，酒毒堪除，开胃顿豁。

【白话解】蛤蜊味咸性寒，归胃、肝、膀胱经。其性滋润而助津液，有滋阴的作用，能润五脏，止消渴、开胃；能解酒毒。

【用量用法】煮食，50～100克。

【按语】蛤蜊还有化痰、软坚的作用，用于痰积、癖块、瘿瘤等。

海　粉

【歌括】海粉味咸，大治顽痰，妇人白带，咸能软坚。

【白话解】海粉味甘、咸，性寒，归肺、肾经。有消痰之功，治疗坚顽热痰；有祛湿的作用，可用于妇科带下；又能软坚，治疗瘿瘤、瘰疬。

【用量用法】煎服，30～60克，或入丸散。

石　蟹

【歌括】石蟹味咸，点睛肿翳，解蛊肿毒，催生落地。

【白话解】石蟹味咸性寒，归肝、胆、肾经。外用点眼有明目之功，治疗青盲、目赤肿痛、翳膜遮睛；消肿解毒，醋磨外敷治疗喉痹、痈肿、漆疮，亦可解金石毒；并有催生落胎之效。

【用量用法】内服用水磨汁，6～9克，或入丸散。外用研细点眼，或以醋磨涂。

【按语】孕妇忌服。

海螵蛸

【歌括】海螵蛸咸，漏下赤白，癥瘕疝气，阴肿可得。

【白话解】海螵蛸即乌贼骨，味咸、涩，性微温，归肝、肾经。温涩善敛，能够收敛止血，治疗崩漏下血、吐血、便血、外伤等各种出血证；并能固精止带，治疗肾虚带脉不固所致的赤白带下，精关不固所致的遗精、滑精。咸能软坚散结，治疗癥瘕疝气积聚。外用能够收湿敛疮，治疗阴肿、湿疮、湿疹、溃疡不敛诸证。

【用量用法】煎服，6～12克。外用适量。

【按语】桑螵蛸味咸而涩，又能够制酸止痛，是治疗胃酸过多、胃脘疼痛的佳品。

无名异

【歌括】无名异甘，金疮折损，去瘀止痛，生肌有准。

【白话解】无名异味甘性寒（今通常认为性平），归肝、肾经。功能祛瘀止血、消肿止痛、生肌敛疮，主治跌打损伤、金疮出血、痈肿疮疡、水火烫伤。

【用量用法】外用研末调敷。内服研末，每次2.5～4.5克，或入丸散。

青礞石

【歌括】青礞石寒，硝煅金色[①]，坠痰消食，疗效莫测。

【注释】①硝煅金色：将青礞石与火硝同研炒，火煅令通红，硝尽为度，候药冷如金色取出。

【白话解】青礞石味咸性寒（今通常认为性平），归肺、肝经。硝石煅后呈金色，质重而功能坠降，味咸而能软坚，善坠痰下气，治疗顽痰、老痰胶固所致的咳喘痰壅难咯；并能治疗食积不消。药性峻烈，疗效显著。

【用量用法】煎服，6~9克，宜打碎布包先煎。入丸散1.5~3克。

【按语】青礞石还有平肝镇惊之功，能够治疗热痰壅塞引起的惊风抽搐，是治疗惊痫的良药。因性烈力猛，非确有实证者不可用。《本草经疏》所言颇为精当："礞石禀石中刚猛之性，体重而降，能消一切积聚痰结，消积滞，坠痰涎，诚为要药。然而攻击太过，性复沉坠，凡积滞内结、脾胃壮实者可用，如虚弱者忌之；小儿惊痰食积实热，初发者可用，虚寒久病者忌之。"

磁　石

【歌括】磁石味咸，专杀铁毒，若误吞针，系线即出。

【白话解】磁石味咸性寒，归心、肝、肾经。吸铁能力强，若误吞金属针，可用磁石系线吸出。

【按语】歌括中以磁石吸铁之性，用于吞针后的急救，这在实际操作上难度较大，不易实现。《景岳全书》中曾载一王氏子吞钉案，患者甫满周岁，误吞铁钉，景岳以活磁石一钱、朴硝二钱，并研为末，令以熬熟猪油加蜜和调药末喂下。次日早其父言夜里大便解下一物，大如芋子，润滑无棱，而钉在其中。这在古文献记载中也是很少见的。

磁石质重沉降，临床上常用功能有：镇惊安神、平肝潜阳，用于心神不宁、惊悸、失眠、癫痫，以及肝阳上亢所致的头晕目眩、急躁易怒；又能补益肝肾，治疗肝肾不足所致的耳鸣耳聋、目暗不明、视物昏花，肾气不足、摄纳无权所致的虚喘。

【用量用法】煎服，9～30 克，宜打碎先煎。入丸、散，每次 1～3 克。

花蕊石

【歌括】花蕊石寒，善止诸血，金疮血流，产后血涌。

【白话解】花蕊石味酸、涩，性寒（今通常认为性平），归肝经。长于止血，既能收敛止血，又能化瘀止血，适用于吐血、咯血、外伤、金疮、产后出血不止等各种出血证。

【用量用法】煎服，9～15 克，包煎；研末吞服，每次 1～1.5 克。外用适量，研末外掺或调敷，可用于外伤出血。

代赭石

【歌括】代赭石寒，下胎崩带，儿疳泻痢，惊痫鬼怪。

【白话解】代赭石味苦性寒，归肝、心经。质重性降，能够坠降逆气，用于难产胞衣不下；有凉血止血之效，可用于吐血、衄血、血热崩漏下血、赤白带下等出血证，尤宜于气火上逆、迫血妄行所致的出血；能够治疗小儿疳积泻痢；长于镇肝潜阳，又善清肝火，可治疗肝阳上亢、肝风内动所致的头晕目眩、痉挛抽搐、小儿惊痫。

【用量用法】煎服，9～30克，宜打碎先煎。入丸、散，每次1～3克。外用适量。降逆、平肝宜生用，止血宜煅用。

【按语】代赭石除潜肝外，还有降肺气以平喘的功能，用于治疗气逆喘息；又善沉降上逆之胃气，治疗胃气上逆所致的呕吐、呃逆、噫气不止等症。

黑　铅

【歌括】黑铅味甘，止呕反胃，鬼疰瘿瘤，安神定志。

【白话解】黑铅味甘性寒，有毒。有镇逆止呕的作用，治疗胃气上逆所致的呕吐及食入即吐的反胃；锉末外敷，可消瘰疬、瘿瘤。此外，又有安神定志的作用，用于心神不宁。

【用量用法】入丸、散剂，每次0.4～2克。外用适量。

【按语】黑铅还可与温肾壮阳之品同用，治疗肾虚火衰、精冷早泄。本品有毒，不宜长期服用，以防蓄积中毒。

银　屑

【歌括】银屑味辛，谵语恍惚，定志养神，镇心明目。

【白话解】银屑味辛性平，归心、肝经。功能镇惊、定痫、安神、明目，主治惊痫癫狂、谵语、心悸恍惚、夜不安寐。

【用量用法】内服多作为丸药挂衣。

金　屑

【歌括】金屑味甘，善安魂魄，癫狂惊痫，调和血脉。

【白话解】金屑味甘（今通常认为味辛、苦），性平，归心、肝经。功能镇心神、安魂魄、却热除烦、平肝、解毒，治疗惊痫、癫狂、心悸。

【用量用法】内服入丸散，一般多作为丸药挂衣。外用研末撒患处，用于疮毒。

狗　脊

【歌括】狗脊味甘，酒蒸入剂，腰背膝痛，风寒湿痹。

【白话解】狗脊又称金毛狗脊，味苦、甘，性温，归肝、肾经。酒蒸后入药，能行能补，既能补肝肾、强腰膝、坚筋骨，治疗肝肾虚损所致的腰膝脊背酸软疼痛、四肢无力；又能祛风湿、温散风寒湿邪，治疗风湿痹证，尤其长于治疗肝肾不足，兼有风寒湿邪之腰痛脊强，不能俯仰者。

【用量用法】煎服，6～12 克。

【按语】狗脊又有温补固摄作用，能够治疗肾虚不固所致的尿频、遗尿，以及冲任虚寒、带脉不固所致的带下过多清稀。

骨碎补

【歌括】骨碎补温，折伤骨节，风血积痛，最能破血。

【白话解】骨碎补味苦性温，归肝、肾经。功能活血散瘀、消肿止痛、续筋接骨，是治疗跌打损伤、创伤、骨折、瘀血积滞肿痛的要药，可内服亦可外敷，有很好的破血作用。

【用量用法】煎服，9～15 克。外用适量。

【按语】骨碎补因其能够入肾治骨，善治骨伤碎而得名，为伤科要药。还有温补肾阳、强筋健骨之功，可用于治疗肾阳亏虚所致的腰痛脚弱、耳鸣耳聋、牙痛、久泻等症。此外，本品还可用于斑秃、白癜风等证的治疗。

歌括中“风血”，又见于《药性论》：“（骨碎补）主骨中毒气，风血疼痛”。

茜　草

【歌括】茜草味苦，蛊毒吐血，经带崩漏，损伤虚热。

【白话解】茜草味苦性寒，归肝经。既能凉血止血，又能活血行血，故多用于血热妄行或血瘀脉络之出血证，对于血热夹瘀的各种出血证，尤为适宜，临床广泛用于吐血、衄血、便血、尿血、崩漏下血等病证；又有解虫毒的作用；能通经络、行瘀滞，能够治疗血瘀经闭，是妇科调经要药；对于跌打损伤、风湿痹痛等血瘀经络闭阻证，均有很好的疗效。性寒功能清热凉血，故能够用于损伤兼有虚热者。

【用量用法】煎服，9～15 克，大剂量可用至 30 克。止血炒炭用，活血通经宜生用或酒炒用。

预知子

【歌括】预知子贵，缀衣领中，遇毒声作，诛蛊杀虫。

【白话解】预知子又名八月札，味微苦性平，归肝、胃、膀胱经。传说佩戴可预知毒邪，有杀虫祛蛊之功。

【用量用法】煎服，9～15 克，大剂量可用 30～60 克；或浸酒。

【按语】本品功能疏肝和胃，治疗肝胃气滞、脘腹胁肋胀痛、饮食不消；活血止痛，治疗月经不调、痛经；软坚散结，治疗瘿瘤、瘰疬等。

王不留行

【歌括】王不留行，调经催产，除风痹痓，乳痈当啖。

【白话解】王不留行味苦性平，归肝、胃经。善于通利血脉，活血通经，走而不守，行而不留，可用于血瘀所致的经行不畅、痛经、经闭，以及血脉闭阻疼痛的风湿痹痛；对于妇人难产或胎死腹中，有催产下胎的作用；又善通乳汁，是治疗产后乳汁不下的常用之品，且有活血消痈、消肿止痛之功，是治疗乳痈肿痛的要药。

【用量用法】煎服，6～9克。

【按语】王不留行长于通利，其性下行，又能活血利尿通淋，治疗热淋、血淋、石淋等多种淋证。孕妇慎用。

狼　毒

【歌括】狼毒味辛，破积瘕癥，恶疮鼠瘘[1]，杀毒鬼精。

【注释】①鼠瘘：即瘰疬，详见前海藻条。

【白话解】狼毒味辛性平，有毒，归肝、脾、肺经。功能行血破积，消痰杀虫，可消除腹中瘀血积聚成块的癥瘕以及气滞血瘀所致的心腹作痛；解毒消肿，用于久治不愈的恶疮、瘰疬。

【用量用法】内服0.3~0.6克。外用适量。

【按语】狼毒还有较好的平喘、化痰作用，用于慢性咳嗽气喘。

本品有毒，孕妇及体弱者慎用。

藜　芦

【歌括】藜芦味辛，最能发吐，肠澼[1]泻痢，杀虫消蛊。

【注释】①肠澼：澼，指垢腻黏滑似涕似脓的液体。肠澼指便下脓血的痢疾，有时大便下血也称肠澼。

【白话解】藜芦味辛、苦，性寒，有毒，归肝、肺、胃经。辛苦宣泄，有催吐之功，可治疗中风痰涎上涌和因痰涎闭塞所致的癫痫病；又能杀虫，治疗各种虫毒引起的泻痢、大便脓血、虫积蛊证。

【用量用法】外用适量，研末外用，可治疗秃疮、癣疮等皮肤疾患。

【按语】藜芦催吐功效强，毒性很大，内服3~5分（0.93~1.56克），即可引起严重中毒，甚至危及生命，故临床很少作内服用。

反芍药、细辛、人参、沙参、玄参、苦参、丹参。

蓖麻子

【歌括】蓖麻子辛，吸出滞物，涂顶肠收，涂足胎出。

【白话解】蓖麻子味辛、甘，性平，有小毒，归肝、脾、肺、大肠经。有吸出滞留物的作用，捣烂外敷，有追脓拔毒的作用；还可吸除滞留在体内的针刺。外敷于头顶部，可治疗脱肛和子宫脱垂；敷于足心，能治疗难产。

【用量用法】内服入丸剂，1~5克；生研或炒食。外用适量，捣敷或调敷。

【按语】蓖麻子有拔毒导滞，通络利窍之功，主治痈疽肿毒、瘰疬、乳痈、喉痹、疥癞癣疮、烫伤、水肿胀满、便秘、口眼歪斜、跌打损伤。

荜茇

【歌括】荜茇味辛，温中下气，痃癖阴疝，霍乱泻痢。

【白话解】荜茇味辛性热，归胃、大肠经。功能温中散寒，下气止痛，可治疗胃寒或寒痰积滞所致的呕吐、泄泻、霍乱吐泻、脘腹冷痛等证，又可用于寒凝气滞所致的痃癖疼痛、疝气腹痛。

【用量用法】煎服，1.5~3克。外用适量。

【按语】此外，荜茇还可配胡椒研末，填塞龋齿孔中，治疗龋齿疼痛。

百部

【歌括】百部味甘，骨蒸劳瘵①，杀疳蛔虫，久嗽功大。

【注释】①劳瘵：指痨病有传染性者。

【白话解】百部味甘、苦，性微温，归肺经。功专润肺止咳，又能苦降下气，无论外感、内伤、暴咳、久嗽，均可应用，对于阴虚火旺的肺痨、骨蒸盗汗，以及气阴两虚的久嗽都有很好的疗效；又有杀虫灭虱的作用，治疗虫证、疳积，如蛲虫、阴道滴虫、头虱、疥癣等，尤其以治蛲虫病为多用。

【用量用法】煎服，6～15 克。久咳虚嗽宜蜜炙用。外用适量，治疗阴道滴虫、头虱、疥癣用可煎汤外洗、外涂；治疗蛲虫病可煎汤灌肠。

京 墨

【歌括】京墨味辛，吐衄下血，产后崩中，止血甚捷。

【白话解】京墨味辛性温。有止血作用，可治疗吐血、鼻衄、便血和产后出血，止血之效十分速捷。另外，本品外涂，可止刀伤出血；同醋或胆汁涂患处，可以消肿。

【用量用法】1.5～4.5 克，磨汁服。外用适量。

黄荆子

【歌括】黄荆子苦，善治咳逆，骨节寒热，能下肺气。

【白话解】黄荆子味辛、苦，性温，归肺、胃、肝经。功能理气祛痰镇咳，治疗咳嗽、哮喘；祛风止痛，治疗风湿痹痛、骨节疼痛。

【用量用法】煎服，5～10 克，或入丸散。

【按语】本品还能下气消食，治疗食积不下、脘腹胀闷。

女贞实

【歌括】女贞实苦，黑发乌须，强筋壮力，去风补虚。

【白话解】女贞实即女贞子，味甘、苦，性凉，归肝、肾经。功能滋补肝肾、乌须明目、强筋壮骨，适用于肝肾阴虚所致的目暗不明、视力减退、须发早白、眩晕耳鸣、失眠多梦、腰膝酸软、遗精诸症；祛风补虚，治疗肾阴不足、肝风上扰的头目眩晕症。

【用量用法】煎服，6～12克；以入丸剂为佳。黄酒拌后蒸制，可增强滋补肝肾的作用，并减轻苦寒之性。

【按语】女贞子滋补肝肾之阴，多与旱莲草配伍，是临床常用的药对。

瓜蒂

【歌括】瓜蒂苦寒，善能吐痰，消身肿胀，并治黄疸。

【白话解】瓜蒂味苦性寒，有毒，归胃经。味苦涌泄，善于催吐壅塞的痰涎、积滞的食物以及误食的毒物，故多用于风痰壅盛所致癫痫、发狂、昏仆、喉中痰鸣诸症的急救，以及宿食停滞胃脘或误食毒物不久，尚停留于胃者；又能攻逐水湿痰饮，用于消除头面四肢浮肿；还有祛湿退黄之功，内服或研末吹鼻，可治疗湿热黄疸。

【用量用法】煎服，2.5～5克；入丸、散服，每次0.3～1克。外用适量。

粟壳

【歌括】粟壳性涩，泄利嗽怯，劫病如神，杀人如剑。

【白话解】粟壳即罂粟壳，味酸、涩，性平，有毒，归肺、大肠、肾经。味涩能敛，入肠可涩肠止泻，适用于久泻、久痢而无邪滞者，被誉为“涩肠止泻之圣药”；入肺可敛肺止咳，适用于肺虚久嗽不止而无痰实者，收敛力强，临床取效甚速，堪称其效如神。但若应用不当，如咳、痢初起，寒热未净、仍有实邪者，用之则会使外邪滞留不解，为害极大，可谓“杀人如剑”。

【用量用法】 煎服，3～6克。止咳蜜炙用，止痛醋炒用。

【按语】 罂粟壳醋炙还有很好的止痛作用。本品过量或持续服用易成瘾，临床应用须注意。另外，有实邪积滞者忌用。

巴　豆

【歌括】 巴豆辛热，除胃寒积，破癥消痰，大能通利。

【白话解】 巴豆味辛性热，有大毒，归胃、大肠经。能峻下冷积，药性刚猛，有斩关夺将之功，可用于胃中寒积、寒邪食积阻于肠道；又有祛痰消积之效，用于癥瘕结聚、留饮痰癖、喉痹痰阻以及痰涎壅盛证，有显著的通利作用。

【用量用法】 入丸散服，每次0.1～0.3克。一般制成巴豆霜用，以减低毒性。外用适量。

【按语】 巴豆还有较强的逐水退肿作用，可用于腹水臌胀。外用能够蚀腐肉、疗疮毒，用于痈肿脓成未溃及疥癣恶疮。

夜明砂

【歌括】 夜明砂粪，能下死胎，小儿无辜①，瘰疬堪裁。

【注释】 ①无辜：即无辜疳，小儿疳积的一种。指疳病头颈生核，形如弹丸，按之转动不痛的病证。

【白话解】夜明砂是蝙蝠的粪便，味辛性寒，归肝经。有散瘀血、下死胎的作用，并治小儿疳积，且有消散瘰疬的功效。

【用量用法】煎服，3～4.5克。

【按语】夜明砂还有明目的作用，善治视物不见的青盲症、夜间视物模糊的夜盲症，以及目生翳障等眼病。

斑蝥

【歌括】斑蝥有毒，破血通经，诸疮瘰疬，水道能行。

【白话解】斑蝥味辛性热，有大毒，归肝、肾、胃经。长于破血通经、消癥散结，治疗血瘀经闭、癥瘕积聚；外用有以毒攻毒、消肿散结之功，治疗痈疽恶疮肿硬不破、顽癣、瘰疬、瘘疮等证；并有通利水道的作用。

【用量用法】内服多入丸散，0.03～0.06克。外用适量。内服需以糯米同炒，或配青黛、丹参以缓解其毒性。

【按语】斑蝥有大毒，内服宜慎，应严格掌握剂量。外用对皮肤、黏膜有很强的刺激作用，能引起皮肤发红、灼热、起泡甚至腐烂，故不宜久敷或大面积使用。临床也有利用其外敷发泡的作用，作发泡疗法以治疗面瘫、风湿痹痛等顽疾痼证。

蚕沙

【歌括】蚕沙性温，湿痹瘾疹，瘫风肠鸣，消渴可饮。

【白话解】蚕沙味甘、辛，性温，归肝、脾、胃经。功能温通祛风、除湿舒筋，作用缓和，可用于各种风湿痹痛以及半身不遂的风瘫；又能和胃祛湿，治疗湿浊中阻所致的肠鸣泄泻、腹痛吐泻转筋；煎汤外洗有祛风湿、止痒的作用，治疗风疹、湿疹；另外，内服可以治疗热中消渴。

【用量用法】 煎服，6～15克，宜包煎。外用适量。

【按语】 蚕沙与木瓜均有祛风湿、和胃化湿的功能，主治湿痹拘挛及湿阻中焦的吐泻转筋。但蚕沙力量较缓，又善祛风；木瓜善舒筋活络，长于治疗筋脉拘挛。

胡黄连

【歌括】 胡黄连苦，治劳骨蒸，小儿疳痢，盗汗虚惊。

【白话解】 胡黄连味苦性寒，归肝、胃、大肠经。能够退虚热、除骨蒸，凉血清热，是治疗阴虚劳热、骨蒸、盗汗、虚惊的常用药物；又善除疳热，尤其宜于小儿疳积发热、消化不良；兼有燥湿之功，善除胃肠湿热，是治疗湿热泻痢的良药。

【用量用法】 煎服，1.5～9克。

【按语】 胡黄连与黄连，名称相似且均能清热燥湿，善除胃肠湿热。但胡黄连善退虚热，除疳热；而黄连则善清实热，清心火，泻胃火，是解毒要药。

使君子

【歌括】 使君甘温，消疳消浊，泻痢诸虫，总能除却。

【白话解】 使君子味甘性温，归脾、胃经。有良好的驱虫杀虫作用，且具缓慢的滑利通肠之性，故为驱虫要药，尤其宜于小儿蛔虫、蛲虫病；本品除杀虫外，还有健脾消疳的作用，故常用于治疗小儿疳积面色萎黄、形瘦腹大、腹痛有虫者。

【用量用法】煎服，9～12 克，打碎。作杀虫用，可取仁炒香嚼服，6～9 克；小儿每岁 1～1.5 粒，1 日总量不超过 20 粒。空腹服用，每日 1 次，连用 3 天。

【按语】若与热茶同服，能引起呃逆、腹泻，故服用时当忌茶饮。

赤石脂

【歌括】赤石脂温，保固肠胃，溃疡生肌，涩精泻痢。

【白话解】赤石脂味甘、涩，性温，归大肠、胃经。甘温调中，入于胃肠，长于涩肠止泻，又能止血，因此是治疗久泻久痢、滑脱不禁、下痢脓血时的常用药物，有固涩、保护肠胃的作用；本品质重善入下焦，能够收敛止血，治疗崩漏、带下、便血、遗精、滑泄等下焦不固诸证。外用有收湿敛疮生肌之功，常用于疮疡久溃不敛、湿疮流水、外伤出血等。

【用量用法】煎服，10～20 克。外用适量。

【按语】孕妇慎用。畏官桂。

青　黛

【歌括】青黛咸寒，能平肝木，惊痫疳痢，兼除热毒。

【白话解】青黛味咸性寒，归肝、肺经。功能平肝清肝，清热凉血，并有止痉定惊之功，可用于治疗暑热惊痫以及小儿疳热、惊痫、痢疾等症；又有清热解毒、凉血消肿、止血的作用，因此可用于温毒发斑以及血热妄行所致的吐血、衄血；并可内用或外敷治疗热毒炽盛所致的咽喉肿痛、喉痹、口舌生疮、火毒疮疡等证。

【用量用法】内服，1.5～3克，因难溶于水，一般作散剂冲服，或入丸剂。外用适量。

【按语】青黛除善清肝火外，还能够清泻肺热，治疗肺热或肝火犯肺所致的咳嗽、胸痛。

阿胶

【歌括】阿胶甘温，止咳脓血，吐血胎崩，虚羸可啜。

【白话解】阿胶味甘性温（今通常认为性平），归肺、肝、肾经。长于滋阴补血，又能止血，常用于治疗血虚血寒所致的吐血、咳血、妊娠尿血、胎漏下血、崩漏、产后下血不止等；能够滋阴润肺，治疗阴虚肺热所致的燥咳痰少、咽喉干燥、痰中带血；本品为血肉有情之品，甘平质润，为滋阴补血要药，阴血不足、身体羸弱者服之可取得良好疗效。

【用量用法】6～15克。入汤剂宜烊化冲服。

【按语】阿胶以产于山东东阿者为道地药材。本品黏腻，有碍胃之弊，故脾胃虚弱者慎用。

白矾

【歌括】白矾味酸，化痰解毒，治症多能，难以尽述。

【白话解】白矾味酸、涩，性寒，归肺、脾、肝、大肠经。酸苦涌泄，内服能祛除风痰；性燥酸涩，外用能解毒杀虫。能够治疗的病证很多，在临床上应用广泛，难以一一列举。

【用量用法】内服0.6～1.5克，入丸、散服；外用适量，研末撒布、调敷或化水洗患处。

【按语】白矾内服可收敛止血，治疗便血、吐衄、崩漏等出血证；可涩肠止泻，治疗久泻久痢；可祛除风痰，治疗痰壅心窍癫痫发狂；可祛湿退黄，治疗湿热黄疸。外用长于收湿止痒，可治疗湿疹瘙痒，疮疡疥癣，又是痔疮、脱肛、子宫脱垂的常用药。临床应用广泛，故言其“治症多能，难以尽述”。

五倍子

【歌括】五倍子酸，疗齿疳䘌[①]，痔痈疮脓，兼除风热。

【注释】①齿疳䘌：䘌（nì）音匿：是齿龈腐烂发痒的牙病。

【白话解】五倍子味酸、涩，性寒，归肺、大肠、肾经。外用有收湿敛疮、解毒消肿之功，能够治疗齿龈溃烂出血的疳䘌证，以及湿疮、溃疡、痔疮、疮痈肿毒诸证；内服又兼有祛除风热的作用。

【用量用法】煎服，3～9克；入丸、散服，每次1～1.5克；外用适量。

【按语】酸涩能敛是本药的突出特点，除外用收湿敛疮外，又有以下几个方面的功能：敛肺，又能清肺降火，是久咳及肺热咳嗽的常用药；敛汗，可内服或研末水调敷脐，用于治疗自汗、盗汗；涩肠，治疗久泻久痢；涩精，治疗肾虚精关不固之遗精、滑精；收敛止血，内服可治疗崩漏下血，外用煎汤熏洗又可用于便血痔血。

玄明粉

【歌括】玄明粉辛，能蠲宿垢，化积消痰，诸热可疗。用朴硝以萝卜同制过者是。

【白话解】玄明粉味辛、咸、苦，性寒，归胃、大肠经。功能清热泻下，且味咸能够软坚润燥，长于清除肠胃中的宿食积垢，故实热积滞、大便燥结者尤为适宜；又能软坚消散痰积，适用于痰实积滞；性寒善于清热，临床广泛应用于胃肠热炽、高热神昏、热证痢疾、痰热互结等多种实热证。

【用量用法】9～15 克，冲入药汁内或开水溶化后服。外用适量。

【按语】芒硝为含硫酸钠的天然矿物经精制而成的结晶体。将天然产品用热水溶解、过滤，放冷析出结晶，通称“皮硝”；取萝卜与皮硝共煮，取上层液放冷析出结晶，即芒硝；芒硝经风化失去结晶水而成粉末，称玄明粉（元明粉）。本书所言之“玄明粉”为与萝卜同制而成，应指现在我们所说之“芒硝”。

本品外用还有清热消肿的作用，可治疗咽喉肿痛、口舌生疮，如与冰片、朱砂同用而成的硼砂散；滴眼可治疗目赤肿痛；外敷可用于乳痈、肠痈初起；煎汤外洗可用于痔疮肿痛。

通　草

【歌括】通草味甘，善治膀胱，消痈散结，能医乳房。

【白话解】通草味甘、淡，性微寒，归肺、胃经。淡渗利湿，又能入肺引热下行而利小便，是膀胱湿热、小便不利的常用药，治疗石淋、血淋，尤其长于治疗热淋所致的小便不利、淋漓涩痛；又有消肿散结之功，长于通经下乳，多用于产后乳汁不畅或不下，以及积乳所致的乳痈肿痛。

【用量用法】 煎服，3～6克。

【按语】 今之通草，古书称为“通脱木”；而今之木通，古书常称为“通草”。木通与通草性味、功用不同，读古籍时要注意鉴别。

孕妇慎用。

枸杞

【歌括】 枸杞甘温，添精补髓，明目祛风，阴兴阳起。

【白话解】 枸杞子味甘性温（今通常认为性平），归肝、肾经。功能滋补肝肾、填精益髓，治疗肝血内亏、虚风上扰所致的视力减退、内障目昏、头晕目眩，以及肾虚所致的阳痿遗精、腰膝酸软、耳聋、牙齿松动、须发早白、失眠多梦诸症。

【用量用法】 煎服，6～12克。

【按语】 枸杞又多用于肝肾阴虚火旺所致的潮热盗汗、消渴等。

黄精

【歌括】 黄精味甘，能安脏腑，五劳七伤①，此药大补。

【注释】 ①五劳七伤：五劳是指肝劳、心劳、脾劳、肺劳、肾劳，一说为久视伤血、久卧伤气、久坐伤肉、久立伤骨、久行伤筋，又一说为志劳、思劳、心劳、忧劳、疲劳。七伤是指食伤、忧伤、饮伤、房室伤、饥伤、劳伤、经络营卫气伤；一指脾伤、肝伤、肾伤、肺伤、心伤、形伤、志伤。此处泛指一切虚证。

【白话解】 黄精，味甘性平，归脾、肺、肾经。功能补气养阴，安补脏腑，是临床上诸多虚证的常用补益药。

【用量用法】 煎服，9～15 克。

【按语】 黄精入脾、肺、肾经，功能益肺气、滋肺阴，可用于阴虚肺燥、干咳少痰，以及肺肾阴虚之劳嗽久咳；补脾气、养脾阴，用于脾胃气虚、倦怠乏力、食欲不振、脉象虚软者，以及脾胃阴虚所致的口干食少、舌红无苔；补益肾精，可用于肾虚所致的头晕目眩、腰膝酸软、须发早白等症。综上所述，此药气阴双补，先后天兼顾，又有补土生金、金水相生等妙用，故言其“五劳七伤，此药大补”，赞其补益之功。

何首乌

【歌括】 何首乌甘，添精种子，黑发悦颜，长生不死。

【白话解】 何首乌味苦、甘、涩，性微温，归肝、肾经。制用可以补肝肾、益精血、乌须发，治疗肾虚无子，精血不足所致的须发早白、面色不华，以及肝肾亏虚所致的腰酸脚弱、头晕眼花等症。本品不寒不燥，为滋补良药，有益寿延年之功。

【用量用法】 煎服，9～30 克。

【按语】 大便溏泄及湿痰较重者不宜用。歌诀所言为制首乌，乃生首乌以黑豆煮汁烂蒸、晒干而成，传统工艺有“九蒸九晒”的制作流程。生首乌有截疟、解毒、润肠通便之效，可用于久疟不愈、痈疽、瘰疬、肠燥便秘等证。

五味子

【歌括】五味酸温，生津止渴，久嗽虚劳，金水枯竭。

【白话解】五味子味酸、甘，性温，归肺、心、肾经。能够益气生津止渴，治疗热伤气阴或阴虚内热所致的口渴；又能敛肺止咳，是治疗久咳虚劳喘嗽的要药；本品上敛肺气，下滋肾阴，故对于金水枯竭、肺肾不足所致的久咳等症尤为适宜。

【用量用法】煎服，3~6克；研末服，1~3克。

【按语】本药味酸善敛，又可敛肺止汗，治疗自汗、盗汗；敛肾涩精止遗，治疗遗精、滑精；敛肠涩肠止泻，治疗脾肾虚寒久泻不止。还有补益心肾、宁心安神之功，用于治疗心神失养或心肾不交所致的心悸、失眠、多梦。

五味子有南、北之分，风寒咳嗽以南五味子为佳，虚损劳伤以北五味子为佳。

凡表邪未解、内有实热、麻疹初期均不宜用，以防酸敛留邪。

山茱萸

【歌括】山茱性温，涩精益髓，肾虚耳鸣，腰膝痛止。

【白话解】山茱萸味酸、涩，性微温，归肝、肾经。既能补益肝肾、填精益髓，又能收敛固涩，为固精止遗缩尿之要药，治疗肾虚精关不固所致的遗精、滑精，肾虚膀胱约束失司所致的遗尿、尿频，以及冲任不固所致的崩漏下血、月经过多；又多用于肝肾精血亏虚所致的腰膝酸软、头晕目眩、耳鸣等症。

【用量用法】 煎服，6～12克，急救固脱20～30克。

【按语】 本药酸涩性温，能收敛止汗、固涩滑脱，为防止元气虚脱之要药，临床还常用于大汗不止、体虚欲脱者。

石　斛

【歌括】 石斛味甘，却惊定志，壮骨补虚，善驱冷痹。

【白话解】 石斛味甘性微寒，归胃、肾经。有安神定志祛惊的作用；能滋肾阴，常与补肝肾、强腰膝药配伍，共奏补肾壮骨之功，适用于肾阴亏虚、筋骨痿软者。

【用量用法】 煎服，6～12克；鲜品可用15～30克。

【按语】 石斛在临床上多用于滋养胃肾之阴津：长于滋养胃阴、生津止渴，兼能清胃热，主治热病伤津所致的烦渴，以及胃热阴虚所致的胃脘疼痛、牙龈肿痛、口舌生疮等症；又能滋肾阴、降虚火，适用于肾阴亏虚之目暗不明，以及肾阴虚火旺所致的骨蒸劳热等。

《神农本草经》中载其可“除痹”，此处言其“善驱冷痹”，然而石斛性微寒，与之不符，还需斟酌。

破故纸

【歌括】 破故纸温，腰膝酸痛，兴阳固精，盐酒炒用。

【白话解】 破故纸又名补骨脂，味苦、辛，性温，归肾、脾经。能够补肾壮阳，治疗肾精亏虚引起的腰膝酸痛，尤其适于肾阳虚所致的腰膝冷痛；常用于治疗肾阳虚所致的阳痿，又能固精缩尿，治疗肾虚遗精、遗尿、尿频。一般用盐酒炒用。

【用量用法】煎服，6～15克。

【按语】破故纸还有补肾助阳、纳气平喘之用，可治疗虚寒性喘嗽，或虚喘痨嗽久不愈者；又可壮肾阳、暖脾阳以止泻，如与肉豆蔻配伍即是治疗五更泄的名方二神丸。

薯　蓣

【歌括】薯蓣甘温，理脾止泻，益肾补中，诸虚可治。

【白话解】薯蓣又名山药，味甘性温（今通常认为性平），归脾、肺、肾经。能够补脾益气、滋养脾阴，多用于脾气虚弱或气阴两虚，是脾虚大便溏泄或久泻不愈致虚的常用药；又能补肾气、滋肾阴，对于脾肾俱虚者，先后天兼顾，适用于肾气虚所致的腰膝酸软、夜尿频多、遗尿、遗精早泄、女子带下清稀量多等症。因其平补肺、脾、肾三脏，性味平和，适用于一切虚证，是久病体虚或正气不足的进补良药。

【用量用法】煎服，15～30克。麸炒可增强补脾止泻的作用。

【按语】薯蓣以河南（怀庆府）所产者质量最佳，故称"怀山药"。

本品又能补肺气，兼滋肺阴，补肺之力较为和缓，因其兼有补脾之用，尤其适用于肺脾气阴俱虚者，常与太子参、南沙参等药同用，治疗肺虚喘咳。

苁　蓉

【歌括】苁蓉味甘，峻补精血，若骤用之，更动便滑。

【白话解】肉苁蓉味甘、咸，性温，归肾、大肠经。长于补肾阳、益精血，可用于肾阳亏虚、精血不足所致的阳痿早泄、宫冷不孕、腰膝酸痛、痿软无力诸症，是治疗肾虚的良药；且味甘质润，有润肠通便之功，适用于血虚阴亏、久病伤津及老年肾虚引起的大便不通。因其有滑肠的作用，大便溏泄者不宜服，若不辨病证贸然用之，可能反会导致溏泄加重。

【用量用法】煎服，9～15克。

菟丝子

【歌括】菟丝甘平，梦遗滑精，腰痛膝冷，添髓壮筋。

【白话解】菟丝子味辛、甘，性平，归肾、肝、脾经。为平补阴阳之品，功能补肾阳、益肾精以固精缩尿，常用于肾精肾阳亏虚所致的阳痿、遗精、尿频、遗尿、宫冷不孕等症；填精益髓，治疗肾虚腰痛及肾阳虚之腰膝冷痛、痿软无力等。

【用量用法】煎服，10～20克。

【按语】菟丝子还能滋肝肾、益精血而明目，治疗肝肾不足所致的目暗不明；补肾益脾以止泻，治疗脾肾阳虚所致的便溏、泄泻；补肝肾以安胎，用于肾虚胎动不安。因其性平不偏，是补益方中的常用药。

牛 膝

【歌括】牛膝味苦，除湿痹痿，腰膝酸痛，小便淋漓。

【白话解】牛膝味苦、甘、酸，性平，归肝、肾经。功能补肝肾、强筋骨，又有较强的活血化瘀的作用，故可用于肾虚腰膝酸痛，以及风湿痹证关节疼痛、两足痿弱无力等症，因其性善下行，尤适用于部位偏下者。又能利水通淋，治疗淋证、水肿、小便不利等。

【用量用法】煎服，6～15克。用于补肝肾、强筋骨时宜酒炙。

【按语】牛膝长于活血通经，又善下行，故其活血祛瘀的作用有疏利降泄的特点，尤其多用于妇科痛经、胞衣不下、血瘀经闭以及跌打损伤；味苦泄降，能导热下泄，引血下行，以降上炎之火，常用于肝阳上亢所致的头痛、眩晕，胃火上炎所致的齿龈疼痛、口舌生疮，血随火逆所致的吐血、衄血等。

牛膝有川牛膝、怀牛膝之分。川牛膝长于活血通经，主产于四川、云南、贵州等地；怀牛膝长于补肝肾、强筋骨，主产于河南。

巴戟天

【歌括】巴戟辛甘，大补虚损，精滑梦遗，强筋固本。

【白话解】巴戟天味辛、甘，性微温，归肾、肝经。功能补肾壮阳，大补虚损，治疗肾阳虚弱、命门火衰所致的阳痿不举，下元虚寒所致的宫冷不孕，以及肾虚失于固摄所致的遗精、滑精、小便不禁；又有强筋骨、祛风湿之效，治疗风湿关节疼痛及肾虚腰膝酸软无力，因其兼有祛风除湿、补肾固本之力，尤其适用于肾阳虚兼风湿之证者。

【用量用法】煎服，6～15克。

【按语】阴虚火旺及有热者不宜服。

仙茅

【歌括】仙茅味辛，腰足挛痹，虚损劳伤，阳道兴起。

【白话解】仙茅味辛性热，有毒，归肾、肝经。辛散燥烈，有温肾壮阳、祛寒除湿、强健筋骨的作用，故可用于风寒湿痹所致的腰膝冷痛、筋骨痿软，尤以肾虚者为宜。善补命门之火而兴阳道，可治疗命门火衰、虚劳所致的阳痿早泄及精寒不育。

【用量用法】煎服，6～15克。或酒浸服，亦入丸、散。

【按语】仙茅还有培补肝肾的作用，可用于肝肾亏虚、须发早白、目昏目暗等症。本品燥烈有毒，不宜久服；性辛燥，阴虚火旺者忌服。

牡蛎

【歌括】牡蛎微寒，涩精止汗，带崩胁痛，老痰祛散。

【白话解】牡蛎味咸性微寒，归肝、胆、肾经。煅牡蛎有收敛固涩的作用，通过不同配伍可涩精止汗，治疗自汗、盗汗、遗精、滑精，并可治疗尿频、遗尿、崩漏、带下等滑脱不固诸症。生用有软坚散结之功，治疗痰火郁结之痰核、瘰疬、瘿瘤等，以及气滞血瘀之癥瘕积聚、胁下疼痛。

【用量用法】煎服，9～30克，宜打碎先煎。外用适量。收敛固涩、制酸止痛宜煅用，其他宜生用。

【按语】牡蛎质重能镇，有安神之功效，故常用于治疗心神不安、惊悸怔忡、失眠多梦等症；又可入肝经，平肝潜阳益阴，治疗水不涵木、肝阳上亢所致的头晕目眩、烦躁耳鸣等。此外，煅牡蛎还有制酸止痛的作用，可治疗胃痛泛酸。

龙骨与牡蛎均有重镇安神、平肝潜阳、收敛固涩的作用。然龙骨长于镇惊安神，且收敛固涩之力优于牡蛎；牡蛎平肝潜阳功效显著，又有软坚散结之功。

川楝子

【歌括】楝子苦寒，膀胱疝气，中湿伤寒，利水之利。

【白话解】川楝子又名金铃子，味苦性寒，有小毒，归肝、胃、小肠、膀胱经。长于行气止痛，治疗肝郁气滞或肝郁化火胸腹诸痛，又可用于疝气痛，以治疗热疝为宜，与暖肝散寒之品配伍可用于寒疝疼痛。善清肝火、除湿热，治疗气滞湿阻、寒湿气滞等；又可利水，用于膀胱湿热、小便不利。

【用量用法】煎服，4.5～9克，外用适量。炒用寒性减低。

【按语】川楝子苦寒有毒，又有清热燥湿、杀虫疗癣之功，内服可驱杀肠道寄生虫，外用调涂可治疗头癣、秃疮。本品有毒，不宜过量或持续服用；且因性寒，脾胃虚寒者慎用。

萆　薢

【歌括】萆薢甘苦，风寒湿痹，腰背冷痛，添精益气。

【白话解】萆薢味苦性平，归肾、胃经。长于祛风除湿、通络止痛，常用于治疗风寒湿痹所致的腰膝痹痛、腰背冷痛、筋脉屈伸不利。

【用量用法】煎服，9～15克。治疗风湿痹痛可以酒浸用，以增强疗效。

【按语】萆薢长于利湿而分清去浊，是治疗膏淋小便浑浊、白如米泔的要药，如治疗膏淋的名方萆薢分清饮即以本品为主药；又可治疗妇科湿盛带下。肾阴亏虚遗精滑泄者慎用。

寄　生

【歌括】寄生甘苦，腰痛顽麻，续筋壮骨，风湿尤佳。

【白话解】寄生味苦、甘，性平，归肝、肾经。能够祛风湿、止痹痛，又长于补肝肾、强筋骨，故常用于痹证日久、伤及肝肾所致的腰膝酸软、筋骨无力、顽固性的麻木等症。

【用量用法】煎服，9～15克。

【按语】寄生又有补肝肾、养血而固冲任、安胎的作用，治疗肝肾亏虚所致的月经过多、崩漏及妊娠下血，又是治疗肾虚胎动不安的常用药。可与前114页“桑寄生”相参看。

续　断

【歌括】续断味辛，接骨续筋，跌仆折损，且固遗精。

【白话解】续断味苦、辛，性微温，归肝、肾经。功能补益肝肾、强筋健骨，又能通利血脉，活血祛瘀，故有续筋接骨、疗伤止痛的作用，常用于治疗跌打损伤、瘀血肿痛、筋伤骨折；又有温肾助阳之功，治疗肾阳不足、下元虚冷所致的阳痿不举、遗精滑泄、遗尿、尿频等症。

【用量用法】煎服，9～15 克；或入丸、散。外用适量。崩漏下血宜炒用。

【按语】续断还常用于风湿痹痛，尤其适用于寒湿痹痛兼有肝肾不足者；又有固本安胎之功，常与桑寄生同用，治疗肝肾不足所致的胎动不安。

龙　骨

【歌括】龙骨味甘，梦遗精泄，崩带肠痈，惊痫风热。

【白话解】龙骨味甘、涩，性平，归心、肝、肾经。有收敛固涩的作用，常配伍相应药物，用于治疗遗精、滑泄、崩漏、带下、自汗、盗汗、尿频、遗尿等多种正虚滑脱之证。功善平肝潜阳，治疗肝阴不足、肝阳上亢所致的头晕目眩、烦躁易怒、惊痫风热、抽搐动风等症。

【用量用法】煎服，15～30 克，宜先煎。外用适量，有收湿、敛疮、生肌之效，可用于治疗湿疮痒疹、疮痒久溃不敛等。镇惊安神、平肝潜阳宜生用，收敛固涩宜煅用。

【按语】龙骨能够入心、肝经，又能镇惊安神，常与牡蛎配伍，是重镇安神，治疗心神不宁、心悸失眠、健忘多梦及惊痫癫狂的常用药。

血　余

【歌括】人之头发，补阴甚捷，吐衄血晕，风惊痫热。

【白话解】因发为血之余，故人发又名血余。长于入血而走阴分，煅炭入药，有收涩止血之功，同时又兼能消瘀，有止血而不留瘀的特点，可用于咳血、衄血、吐血、血淋、尿血、便血等多种出血证，既可内服，亦可外用；亦常用于妇科崩漏及产后大出血所致的血晕急症，便捷有效，是临床出血证的常用药。本品苦降下行，化瘀通窍，能够通利水道，导热下行，可用于小便不利。

【用量用法】煎服，6～9 克；研末服，1.5～3 克。外用适量。

【按语】现在临床所用为煅后之品，名血余炭。张锡纯《医学衷中参西录》言："血余者，发也，不煅则质不化，故必煅为炭然后入药。其性能化瘀血、生新血，有似三七。"

天灵盖

【歌括】天灵盖咸，传尸劳瘵，温疟血崩，投之立瘥。

【按语】天灵盖指人的头顶骨，现已不用。

雀　卵

【歌括】雀卵气温，善扶阳痿，可致壮强，当能固闭。

【白话解】雀卵味甘、酸，性温，归肾经。善补命门之阳气，有温肾阳、益精血、调冲任的作用，主治男子阳痿、疝气，女子血枯、崩漏、带下。

【用量用法】煮食或入丸散。

鹿　茸

【歌括】鹿茸甘温，益气滋阴，泄精尿血，崩带堪任。

【白话解】鹿茸味甘、咸，性温，归肾、肝经。禀纯阳之性，具生发之气，有壮肾阳、益精血的作用，阴阳兼顾，是治疗肾阳亏虚、精血不足的要药，症见畏寒肢冷、阳痿早泄、宫冷不孕、小便频数、腰膝酸痛、头晕耳鸣等。补益同时又有固摄之功，可用于肾气亏虚所致的遗精、尿血，以及冲任不固所致的崩漏、带下。

【用量用法】1～2 克，研末吞服；或入丸、散。

【按语】鹿茸还有补肾强筋健骨的作用，可用于肾虚骨弱、腰膝无力、骨折后期愈合不良及小儿先天不足、发育迟缓；又有温补内托之效，外科可用于疮疡久溃不敛，阴疽疮肿内陷不起，如治阴疽名方阳和汤，鹿茸就为主要药物。本品宜从小量开始，缓慢增加药量，不可骤用大量，以免阳升风动或伤阴动血。

鹿角胶

【歌括】鹿角胶温，吐衄虚羸，跌仆伤损，崩带安胎。

【白话解】鹿角胶味甘、咸，性温，归肝、肾经。功能补肝肾、益精血，适用于肾阳不足、精血亏虚、虚劳羸瘦、跌仆损伤；并有良好的止血作用，临床常用于吐衄便血、崩漏下血以及胎动不安之属于虚寒者。

【用量用法】6～15 克，用开水或黄酒加温烊化服，或入丸散膏剂。

【按语】鹿角胶功效与鹿茸相似，但力量不如鹿茸峻猛，又兼有止血作用。

腽肭脐

【歌括】腽肭脐热，补益元阳，驱邪辟鬼，痃癖劳伤。

【白话解】腽肭脐即海狗肾，味咸性热，归肾经。有补肾壮阳、益精补髓之功，可治疗诸虚劳损，肾阳亏虚所致的腰膝酸软痿弱、阳痿不举、精寒不育、尿频便溏等症，以及肾阳衰微、下元久冷、虚寒攻冲所致的心腹冷痛；又可治疗宿血结块、痃癖羸瘦。

【用量用法】研末服，每次1～3克，每日2～3次；入丸、散或泡酒服。

【按语】本品性热，阴虚火旺及骨蒸劳嗽者忌用。

紫河车

【歌括】紫河车甘，疗诸虚损，劳瘵骨蒸，滋培根本。

【白话解】紫河车，又名混沌皮、混元衣，即产妇的胎盘。味甘、咸，性温，归肺、肝、肾经。有补肾益精之功，既能温补肾阳，又能滋养精血，是治疗肾阳不足、精血衰少所致足膝无力、头昏耳鸣、男子遗精、女子不孕等症的常用药；并有补益气血的作用，治疗产后气血亏虚、乳汁清稀量少、面黄体倦；还兼能补肺气、滋肺阴，纳气平喘，治疗肺肾虚喘，以及气阴两虚或阴虚火旺的肺痨骨蒸。本品为血肉有情之品，阴阳气血兼顾，是培元固本、治疗诸般虚损的良药。

【用量用法】 1.5～3 克，研末装胶囊服，也可入丸、散。鲜胎盘每次半个至一个，水煮食用。

【按语】 紫河车与鹿茸均为血肉有情之品，能补肾阳、益精血，为滋补要药。但鹿茸补阳力强，使阳生阴长；紫河车养阴力强，使阴生阳长，兼能大补气血。二者在应用上是有差异的。

枫 香

【歌括】 枫香味辛，外科要药，瘙疮瘾疹，齿痛亦可。

【白话解】 枫香脂味辛、苦，性平，归肺、脾经。有调气血、消痈疽的作用，是外科要药，能治疗疥疮、风疹皮肤瘙痒，以及痈疽恶疮；外擦可用于治疗牙痛。

【用量用法】 内服 3～5 克，或入丸散。外用适量。

【按语】 本品还有止血之效，可治疗吐血、鼻衄、便血及刀伤出血，内服外用均有效。

檀 香

【歌括】 檀香味辛，升胃进食，霍乱腹痛，中恶鬼气。

【白话解】 檀香味辛性温，归脾、胃、心、肺经。长于理脾胃、调肺气，温散寒邪、利膈宽胸，有行气止痛、散寒调中之功。可用于寒凝气滞所致的胃脘胸腹冷痛、食欲不振，寒邪中阻所致的呕吐不食、挥霍撩乱，以及寒湿停于胃脘所致的恶心、胀闷。

【用量用法】煎服，2~5克，宜后下。入丸散，1~3克。

【按语】本品性温且味辛善走，行气力佳，阴虚火旺、实热吐衄者慎用。

安息香

【歌括】安息香辛，辟邪驱恶，逐鬼消蛊，鬼胎能落。

【白话解】安息香味辛、苦，性平，归心、肝、脾经。气味芳香辛散，善能祛除秽恶之气，有开窍醒神和行气活血的作用，可治疗突然昏厥或胸腹胀满作痛等症；并有堕死胎的作用。

【用量用法】0.5~1克，入丸、散服。

【按语】本品与五灵脂同为末，姜汤调服，可治疗产后血晕；单味研细末外敷，可治疗疮疡久溃不收口。

苏合香

【歌括】苏合香甘，诛恶杀鬼，蛊毒痫痓①，梦魇②能起。

【注释】①痓（zhì）：音志，作强直解。

②梦魇：魇（yǎn），音掩。其症恶梦离奇，或如有重物压身，常突然惊觉。

【白话解】苏合香味辛性温，归心、脾经。辛香气烈，功能辟秽化浊，常用于中风痰厥、惊痫等属于寒邪、痰浊内闭者，又可用于梦魇。

【用量用法】入丸、散，0.3~1克。外用适量，不入煎剂。

【按语】苏合香有开窍醒神之效，长于温通、辟秽，是治疗以面青、身凉、苔白、脉迟为特点的寒闭神昏的要药，如苏合香丸；温通走窜，可化浊开郁、祛寒止痛，用于治疗痰浊、血瘀、寒凝气滞所致的胸脘痞满、冷痛等症。此外，苏合香溶于乙醇中涂敷，是治疗冻疮的良药。

熊 胆

【歌括】 熊胆味苦，热蒸黄疸，恶疮虫痔，五疳[1]惊痫。

【注释】 ①五疳：五种疳证合称，一云心疳、肝疳、脾疳、肺疳、肾疳（见《小儿药证直诀》），一云白疳、赤疳、蛲疳、疳䘌、黑疳（见《诸病源候论》）。

【白话解】 熊胆味苦性寒，归肝、胆、心经。有凉心清肝、息风止痉的作用，主治肝火炽盛、热极生风所致的高热惊风、癫痫、子痫、小儿痰热惊痫、手足抽搐；又能清热解毒、消散痈肿，常外用调涂，治疗热毒蕴结所致的疮疡痈疽、痔疮肿毒等；还可用于热蒸黄疸、小儿疳积、风虫牙痛等症。

【用量用法】 内服，0.25～0.5克，入丸、散。因本品味腥苦，口服易引起呕吐，故宜用胶囊剂。外用适量，调涂患处。

【按语】 熊胆还有清肝明目退翳的作用，蒸水外洗或点眼可治疗肝经火热引起的目赤肿痛、羞明流泪及目生翳障。

硇 砂

【歌括】 硇砂有毒，溃痈烂肉，除翳生肌，破癥消毒。

【白话解】 硇砂味咸、苦、辛，性温，有毒。有透破痈肿、腐蚀烂肉、行瘀血、破癥块、生肌解毒和消除眼中翳膜或胬肉的作用，可用于恶疮、痈肿疔毒，未化脓时可使消散，已成脓时可使早日穿溃。外用有消散癥瘕积块的作用；生用败肉，可外用除瘜肉、胬肉。

【用量用法】内服一次量0.3～0.6克，只入丸、散剂。外用适量。

【按语】本品可致恶心不适，故不宜过多服用。主要外用，内服须经醋淬后水飞研末，入丸散。

硼　砂

【歌诀】硼砂味辛，疗喉肿痛，膈上热痰，噙化立中。

【白话解】硼砂味辛（今通常认为味甘、咸），性凉，归肺、胃经。有清热解毒、消肿防腐之功，又能清肺化痰，含化可治疗痰热偏上及咽喉肿痛者。

【用量用法】内服1.5～3克，入丸散用。外用适量，研极细末撒或调敷患处。

【按语】硼砂是喉科及眼科的常用药，除治疗喉痹咽喉肿痛外，还常用于治疗口舌生疮，点眼可用于翳障胬肉。本品以外用为主，内服宜慎，不宜大量。

朱　砂

【歌括】朱砂味甘，镇心养神，祛邪杀鬼，定魄安魂。

【白话解】朱砂味甘性微寒，有毒，归心经。功能镇静清心安神，治疗心火亢盛、内扰神明所致的心神不宁、惊悸怔忡、烦躁不眠，以及阴虚火旺、扰于心神所致的失眠多梦、五心烦热，是安神定志的要药。

【用量用法】内服，只宜入丸、散服，每次0.5～1克，不宜入煎剂。外用适量。

【按语】朱砂功能重镇，还有一定的镇惊止痉的作用，可治疗温热病热入心包或痰热内闭所致的高热烦躁、神昏谵语、惊厥抽搐；外用清热解毒，治疗疮疡肿毒、咽喉肿痛、口舌生疮等症。本品有毒，入药只宜生用，忌火煅；内服不可过量或持续服用，孕妇及肝功能不全者禁服。

硫　黄

【歌括】硫黄性热，扫除疥疮，壮阳逐冷，寒邪难当。

【白话解】硫黄味酸性温，有毒，归肾、大肠经。外用有解毒杀虫、燥湿止痒之功，是治疗疥疮、湿疹、阴疽疮疡、顽癣瘙痒的要药；内服入肾，大补命门之火而助元阳，可用于肾阳衰微、下元虚冷所致的腰膝冷痛无力、失精遗尿，以及肾不纳气之虚喘证；又能补虚而温暖肾与大肠，有通便之效，故可攻逐寒邪治疗冷泻腹痛。硫黄乃纯阳之品，有较强的攻散寒邪之力。

【用量用法】外用适量，研末敷或加油调敷患处。内服1.5～3克，炮制后入丸、散服。

【按语】硫黄性热有毒，阴虚火旺及孕妇忌服。

龙　脑

【歌括】龙脑味辛，目痛头痹，狂躁妄语，真为良剂。

【白话解】龙脑即冰片，味辛、苦，性微寒，归心、脾、肺经。有清热解毒、泻火止痛、明目退翳、消肿之功，是五官科的常用药，外用点眼可治疗目赤肿痛，又可研末吹敷患处治疗咽喉肿痛、风热喉痹及口舌生疮。冰片还有开窍醒神的作用，适用于痰热内闭、狂躁谵语、暑热卒厥、小儿惊风等证，实为凉开之良剂。

【用量用法】入丸散，每次 0.15～0.3 克。外用适量，研粉点敷患处。不宜入煎剂。

【按语】龙脑与麝香均为开窍醒神之品，然麝香开窍力强而龙脑力弱，且麝香性温为温开之品，龙脑性微寒为凉开之剂。在治疗闭证神昏时，二者常相须而用。

芦荟

【歌括】芦荟气寒，杀虫消疳，癫痫惊搐，服之即安。

【白话解】芦荟味苦性寒，归肝、胃、大肠经。能够杀虫疗疳，治疗小儿疳积，症见虫积腹痛、面色萎黄、形瘦体弱；有清肝泻火之功，治疗肝经火旺所致的头晕头痛、便秘溲赤、烦躁易怒，及肝风内动所致的癫痫、惊痫抽搐等症。

【用量用法】入丸散服，每次 1～2 克。外用适量，可治疗癣疮。

【按语】芦荟又有泻下通便的作用，是治疗热结便秘的常用药。

天竺黄

【歌括】天竺黄甘，急慢惊风，镇心解热，驱邪有功。

【白话解】天竺黄味甘性寒，归心、肝经。有清化热痰、清心定惊之功，可治疗小儿急慢惊风、痰热癫痫、热病神昏以及痰热咳喘，是清化痰热之邪的良药。

【用量用法】煎服，3～6克；研末冲服，每次0.6～1克。

麝　香

【歌括】麝香辛温，善通关窍，伐鬼安惊，解毒甚妙。

【白话解】麝香味辛性温，归心、脾经。本品气极香，走窜之性甚烈，有很强的开窍通闭、辟秽化浊的作用，为醒神回苏之要药，适用于各种原因所致的闭证神昏。因味辛善行，还有活血散结、消肿解毒之效，常用于疮疡肿毒、瘰疬痰核、咽喉肿痛。

【用量用法】入丸散，每次0.03～0.1克。外用适量。不宜入煎剂。

【按语】麝香活血通经之力较强，能行血中之瘀滞，开经络之壅遏，可用于治疗血瘀经闭、癥瘕、跌打损伤、风寒湿痹，以及瘀血所致的头痛、心腹暴痛等证；又有催生下胎之用，用于难产、死胎、胎衣不下。孕妇禁用。

乳　香

【歌括】乳香辛苦，疗诸恶疮，生肌主痛，心腹尤良。

【白话解】乳香味辛、苦，性温，归心、肝、脾经。能够活血消痈、祛腐生肌，通过不同的配伍，可用于疮疡肿毒的各个时期，包括初起、成脓期、溃脓期，以及瘰疬、痰核肿块坚硬不消；又能散瘀止痛，用于跌打损伤，是伤科要药。有活血行气止痛之功，适用于各种痛证，如胸痹心痛、胃脘疼痛、产后腹痛、痛经、闭经、风寒湿痹等证属气滞血瘀者，尤以胸腹痛证为良。

【用量用法】 煎服，3～9克，宜炒去油用。外用适量，生用或炒用，研末外敷，多用于疮疡溃破久不收口者。

【按语】 乳香既入血分，又入气分，能行血中气滞，化瘀止痛。内能宣通脏腑气血，外能透达经络，可用于一切气滞血瘀之痛证。

没　药

【歌括】 没药温平，治疮止痛，跌打损伤，破血通用。

【白话解】 没药味辛、苦，性平，归心、肝、脾经。功效主治与乳香相似，有活血止痛、消肿生肌之功，适用于疮疡肿毒、跌打损伤，以及气滞血瘀诸证。

【用量用法】 煎服，3～9克。外用适量。

【按语】 乳香与没药常相须而用，区别在于乳香偏于行气，没药偏于散血化瘀。

阿　魏

【歌括】 阿魏性温，除癥破结，却鬼杀虫，传尸可灭。

【白话解】 阿魏味苦、辛，性温，归肝、脾、胃经。长于行散，有化癥消痞散结的作用，常用于治疗腹中痞块、瘀血癥瘕等证，亦可入膏药外用；又能消食化滞，适用于各种食积，尤其适合与山楂同用以消导肉食积滞。

【用量用法】内服，1～1.5 克，多入丸散，不宜入煎剂。外用适量，多入膏药。

【按语】孕妇忌用。

水 银

【歌括】水银性寒，治疥杀虫，断绝胎孕，催生立通。

【白话解】水银味辛性寒，有毒，归心、肝、肾经。有杀虫攻毒的作用，可外用治疗疥癣恶疮等皮肤病，以及梅毒、痔漏等。又有催生、堕胎的作用，但因其毒性较大，现多不用。

【用量用法】外用适量，多与他药相配调成软膏外敷治疗皮肤疾患。因毒性大，一般不内服。

【按语】孕妇忌用，头疮不宜用，以免中毒。

轻 粉

【歌括】轻粉性燥，外科要药，杨梅诸毒，杀虫可托。

【白话解】轻粉又名汞粉、水银粉，味辛性寒，有毒，归大肠、小肠经。性燥烈，外用有较强的攻毒杀虫止痒及敛疮生肌的作用，可治疗疮疡溃烂、疥疮瘙痒、湿疹顽癣、黄水疮、酒齄鼻、梅毒下疳、痤疮等外科病证。

【用量用法】外用适量，研末调涂或干掺，或制膏外贴。内服每次 0.1～0.2 克，入丸散服。

【按语】轻粉内服能逐水通便，可用于水肿胀满、二便不利。因本品可致汞中毒，故内服宜慎，不可过量或久服，服后应漱口。孕妇忌用。

灵砂

【歌括】灵砂性温，能通血脉，杀鬼辟邪，安魂定魄。

【白话解】灵砂味甘性温，有毒，归心、胃经。能够通利血脉、安神定惊，治疗小儿惊吐噎膈，心悸、怔忡、失眠等证。

【用量用法】研末，0.3～1克，每日1次，或入丸散。

【按语】灵砂还有祛痰降逆的作用，治疗头晕吐逆、反胃。本品是水银和硫黄为原料升华而成，化学成分为硫化汞。水银秉性最阴，硫黄性秉纯阳，由此二味制成，故有升降阴阳、既济水火之用。但因有毒，不宜久服，不能过量，孕妇禁服，入药忌用火煅。

砒霜

【歌括】砒霜大毒，风痰可吐，截疟除哮，能消沉痼。

【白话解】砒霜是砒石升华的精制品，砒石又名信石、人言。砒霜味辛性大热，有大毒，归肺、肝经。内服有劫痰平喘、截疟之功，治疗风痰、寒痰、哮喘等经久不愈的沉疴痼疾，古用其治疗疟疾，现少用。

【用量用法】内服一次0.002～0.004克，入丸散。外用适量，研末撒敷，宜作复方散剂或入膏药。

【按语】砒霜剧毒，外用有攻毒杀虫、蚀疮去腐的作用，可用于腐肉不脱之恶疮、瘰疬、顽癣、牙疳、痔疮等。因单用会引起中毒而引发剧烈疼痛，故多配伍其他药物以轻其剂缓其毒。外科名方三品一条枪就是以本品与明矾、雄黄、乳香配伍，搓成药条入疮口内以蚀疮去腐。内服外用均须谨慎，以防中毒。孕妇忌用，不可作酒剂服，忌火煅。

雄　黄

【歌括】雄黄甘辛，辟邪解毒，更治蛇虺，喉风瘜肉。

【白话解】雄黄味辛性温，有毒，归肝、胃、大肠经。有解毒辟邪、燥湿杀虫的作用，外用或内服均可以毒攻毒、杀虫疗疮，可用于痈肿疔疮、湿疹疥癣，以及虫蛇咬伤、虫积腹痛；又能祛风痰、消涎积，治疗喉风及小儿喘满咳嗽；外用还有祛除瘜肉的作用。

【用量用法】外用适量，研末敷，香油调搽或烟熏。内服0.05～0.1克，入丸散用。

【按语】雄黄有毒，内服外用均宜慎，不可过量或久用。孕妇禁用，忌火煅。

珍　珠

【歌括】珍珠气寒，镇惊除痫，开聋磨翳，止渴坠痰。

【白话解】珍珠味甘、咸，性寒，归心、肝经。有重镇安神定惊之效，主治心神不宁、心悸失眠、多梦健忘等症；又善清心、肝之热而定惊止痉，用于小儿痰热之急惊风、高热神昏、痉挛抽搐，及小儿惊啼、夜啼。能够清肝明目退翳，外用滴眼常用于肝经风热或肝火上攻所致的目赤翳障、视物不清，对肝火上炎所致的耳聋也有一定疗效。止渴坠痰现临床不常用。

【用量用法】内服入丸散用，0.1～0.3克。外用适量。

【按语】珍珠还有清热解毒、生肌敛疮之功，外用可治疗口舌生疮、牙龈肿痛、咽喉溃烂等症。

牛　黄

【歌括】牛黄味苦，大治风痰，定魄安魂，惊痫灵丹。

【白话解】牛黄味苦性凉，归心、肝经。功能清心化痰、开窍醒神、安魂定魄、息风止痉，常用于治疗热入心包或痰阻心窍所致的高热神昏、痰涎壅盛，以及痰厥昏仆、癫痫、小儿惊风等证。

【用量用法】入丸散，每次0.15～0.35克。外用适量，研末敷患处。

【按语】牛黄是开窍定惊之良药，名贵中成药安宫牛黄丸即是以此药为君，对于温病高热神昏者，开窍救急效果颇佳。牛黄外用还有较好的清热解毒的作用，用于治疗火毒郁结所致的口舌生疮、咽喉肿痛、牙痛、痈疽肿毒等。

琥　珀

【歌括】琥珀味甘，安魂定魄，破瘀消癥，利水通淋。

【白话解】琥珀味甘性平，归心、肝、膀胱经。功能镇惊安神，主治心神不宁、心悸怔忡、失眠健忘、小儿惊风；又有活血通经、散瘀消癥之功，治疗气滞血瘀所致的痛经经闭、心腹刺痛，与化坚消积药同用可治疗癥瘕积聚；利水通淋，用于淋证、尿频、尿痛及癃闭小便不利证。

【用量用法】 研末冲服，或入丸散，每次1.5～3克。外用适量。不入煎剂，忌火煅。

血竭

【歌括】 血竭味咸，跌仆伤损，恶毒疮痈，破血有准。

【白话解】 血竭味甘、咸，性平，归肝经。有散瘀止痛之功，又兼有止血之效，止血而不留瘀，适用于跌打损伤、筋骨疼痛、外伤出血、血痔肠风等，是伤科及血瘀痛证之要药；外用有敛疮生肌的作用，治疗疮疡久溃不敛。

【用量用法】 内服多入丸散，或研末服，每次1～2克。外用适量，研末外敷。

【按语】 血竭能够活血止痛，还常用于心腹刺痛、产后腹痛、痛经、经闭等血瘀痛证。破血之力较强，孕妇及经期忌用。

石钟乳

【歌括】 石钟乳甘，气乃慓悍，益气固精，明目延寿。

【白话解】 石钟乳味甘性温，归肺、肾、胃经。药力较为猛烈慓悍，有补气固精、益寿延年的作用，可用于肾虚所致的阳痿、遗精、目暗不明。

【用量用法】 煎服，9～15克。

【按语】 石钟乳又有温肺平喘之效，用于肺虚咳嗽气喘；

还可用于产后气血亏虚所致的乳汁不下。

阳起石

【歌括】 阳起石甘，肾气乏绝，阴痿不起，其效甚捷。

【白话解】 阳起石味甘（今通常认为味咸）性温，归肾经。能够温肾壮阳、强阳起痿，用于男子阳痿遗精，女子宫冷不孕、崩中带下，及腰膝冷痛等症，取效甚为快捷。

【用量用法】 煎服，3～6 克，或入丸散。

【按语】 阴虚火旺者忌用，不宜久服。

桑椹子

【歌括】 桑椹子甘，解金石燥，清除热渴，染须发皓。

【白话解】 桑椹味甘、酸，性寒，归肝、肾经。功能生津止渴、补养阴血，能够解矿物金石之燥性，治疗热病津伤口渴、消渴等证；又能补益肝肾之阴，适用于肝肾阴虚所致的头晕耳鸣、目暗昏花、失眠不寐、须发早白等症。

【用量用法】 煎服，9～15 克。

【按语】 桑椹子又有润肠通便的作用，用于肠燥便秘。本品作用平和，常与熟地、何首乌等滋补之品同用熬膏或做成丸剂，长期服用。

蒲公英

【歌括】 蒲公英苦，溃坚消肿，结核能除，食毒堪用。

【白话解】蒲公英味苦、甘，性寒，归肝、胃经。为清热解毒、消痈散结之佳品，主治疗疮肿毒、肠痈、肺痈、咽喉肿痛等内外热毒疮痈诸证，因其兼有通乳疏郁之功，又为治疗乳痈的要药。又可用于食物中毒的解毒。

【用量用法】煎服，9～15克。治疗疮痈可浓煎内服，外疡可以鲜品捣汁内服，渣敷患处，或煎汤熏洗。

【按语】蒲公英又有清热利湿、利水通淋的作用，治疗热淋涩痛、湿热黄疸；取汁点眼或内服能够清肝明目，用于肝火上炎所致的目赤肿痛；鲜品外敷还可治疗毒蛇咬伤。

石　韦

【歌括】石韦味苦，通利膀胱，遗尿或淋，发背疮疡。

【白话解】石韦味甘、苦，性微寒，归肺、膀胱经。长于通利膀胱、利尿通淋，治疗淋证小便不利、淋沥失禁；因兼有止血之效，尤其适宜于血淋；又能凉血解毒，治疗发背等疮疡肿毒。

【用量用法】煎服，6～12克。

【按语】本品善于凉血止血，可用于血热妄行之吐血、衄血、尿血、崩漏诸症；又可清肺热、止咳喘，常用于肺热痰喘。

萹　蓄

【歌括】萹蓄味苦，疥瘙疽痔，小儿蛔虫，女人阴蚀[①]。

【注释】①阴蚀：又名阴疮、阴蚀疮，病因湿热下注、郁蒸生虫、虫蚀阴中所致，症见阴部溃烂，形成溃疡，或痛或痒，肿胀坠痛，多伴有赤白带下。

【白话解】萹蓄味苦性微寒，归膀胱经。功能燥湿杀虫止痒，煎服或煎汤外洗、熏洗患处，可治疗小儿虫症肛门瘙痒、湿疹、湿疮、阴痒、阴疮、疥疮等症；善杀“三虫”，治疗蛔虫、蛲虫、钩虫病。

【用量用法】煎服，9～15 克，鲜品加倍。外用适量。

【按语】本品长于利水通淋，清利下焦湿热，是淋证小便频数、不利的常用药。

赤　箭

【歌括】赤箭味苦，原号定风，杀鬼蛊毒，除疝疗痈。即天麻苗也。

【白话解】赤箭又名定风草，即天麻苗，以其茎如箭杆、色赤得名。味苦（今通常认为味辛），性温，能够祛除蛊毒恶气，通血脉、消痈肿，并可治疗寒疝下血。

鸡内金

【歌括】鸡内金寒，溺遗精泄，禁利漏崩，更除烦热。

【白话解】鸡内金味甘性寒（今通常认为性平），归脾、胃、小肠、膀胱经。功能固精缩尿止遗，治疗肾虚遗精、遗尿，并能涩止泄利、崩漏下血，又能解热除烦。

【用量用法】煎服，3～9 克；研末服，每次 1.5～3 克。

【按语】鸡内金有较强的消食化积的作用，并可健运脾胃，临床广泛用于饮食积滞、小儿疳积；又有化坚消石之功，用于砂石淋证及胆结石。

鳗鲡鱼

【歌括】 鳗鲡鱼甘，劳瘵杀虫，痔漏疮疹，崩疾有功。

【白话解】 鳗鲡鱼味甘性平，归肝、肾经。有健脾补肺、解毒杀虫之效，用于肺痨咳嗽、骨蒸潮热、消瘦体倦，以及小儿疳积、虫证、痔漏便血、瘰疬、疮疡肿毒等证；益肾固冲，可用于妇科崩漏带下。

【用量用法】 煮食，100～250 克。外用烧灰存性，研末调敷。

【按语】 本品又能祛风除湿，治疗风湿骨节疼痛。

螃　蟹

【歌括】 螃蟹味咸，散血解结，益气养精，除胸烦热。

【白话解】 螃蟹味咸性微寒，归肝、肾经。能够活血散瘀解结、益气续筋接骨，治疗跌打损伤、损筋折骨、血瘀肿痛，及妇科产后血瘀腹痛、难产、胎衣不下；兼有清热除烦之效。

【用量用法】 煎汤，或焙干研末，或入丸散。亦可焙干研末或生用捣烂，外敷治疗疥癣。

【按语】 外邪未清、脾胃虚寒及宿患风疾者慎服。

马　肉

【歌括】 马肉味辛，堪强腰脊。自死老死，摒弃勿食。

【白话解】 马肉味辛（现通常认为味甘、酸），性寒。能够强腰脊、壮筋骨，主治痿痹、筋骨无力。古人认为马病死或老死者，肉不可食，宜摒弃之。

【用量用法】 煮食，适量。外用煮汁洗，或研末调敷。

【按语】 马肉煮汁外洗可治疗头疮白秃。

白 鸽

【歌括】 白鸽肉平，解诸药毒，能除疥疮，味胜猪肉。

【白话解】 鸽肉味咸性平，归肺、肝、肾经。功能祛风解毒，治疗恶疮、疥癞；平阴阳，和气血，解百药毒。

【用量用法】 煮食，适量。

【按语】 鸽肉又能滋肾益气补虚，主治虚羸、妇女血虚经闭、久病体虚。

兔 肉

【歌括】 兔肉味辛，补中益气，止渴健脾，孕妇勿食。

【白话解】 兔肉味辛（现通常认为味甘）性寒，归肝、大肠经。功能健脾益气、清热止渴，主治胃热消渴、虚弱羸瘦，以及胃热呕吐。孕妇不宜服。

【用量用法】 煎汤或煮食，50～150克。

【按语】 兔肉还有凉血解毒之功，用于肠风便血、湿热痹、丹毒等。

牛　肉

【歌括】牛肉属土，补脾胃弱，乳养虚羸，善滋血涸。

【白话解】牛肉味甘性平。功能补脾胃、益气血、强筋骨，主治脾胃虚弱、气血不足，虚劳羸瘦、腰膝酸软等症。牛乳有补虚损、益肺胃、养血、生津、润燥、解毒之功，主治虚弱劳损、反胃噎膈、血虚便秘等证。

【用量用法】牛肉煮食、煎汤，或入丸剂。牛乳煮饮。

【按语】牛肉之性厚重和顺，又能润枯泽槁，《韩氏医通》言“黄牛肉补气，与绵黄芪同功”，确为补益中气之佳品。

猪　肉

【歌括】猪肉味甘，量食补虚，动风痰物，多食虚肥。

【白话解】猪肉味甘、咸，性微寒，归脾、胃、肾经。功能补虚、滋阴、润燥，主治体虚羸瘦、热病伤津、燥咳、消渴、便秘。多食令人虚肥，又能动风、助湿、生痰，故湿热、痰滞内蕴、虚人动风均不宜服，亦不可久服多食。

【用量用法】煮食，30～60 克。

羊　肉

【歌括】羊肉味甘，专补虚羸，开胃补肾，不致阳痿。

【白话解】羊肉味甘性热，归脾、胃、肾经。功能温中暖肾、益气补虚，主治脾胃虚寒所致的食少反胃、虚寒泻痢，以及肾阳不足所致的腰膝酸软、阳痿、小便频数、寒疝，以及虚劳羸瘦、产后少气缺乳。

【用量用法】 煮食或煮汤，125～250克，或入丸剂。

【按语】 因其性热，体质素热或热邪未解者不宜服，孕妇不宜多食。

雄鸡肉

【歌括】 雄鸡味甘，动风助火，补虚温中，血漏亦可。

【白话解】 雄鸡味甘性温，归脾、胃经。功能温中益气、填精充髓，主治虚劳羸瘦、病后体虚、食少纳呆、水肿、小便频数，以及妇科崩漏、带下、产后缺乳。因其性温，生热动风，故有外邪者不宜服。

【用量用法】 煮食或炖汤。

【按语】 古人对鸡之雌、雄以及颜色都有讲究，现引《本草纲目》以备参考："鸡虽属木，分而配之，则丹雄鸡得离火阳明之象，白雄鸡得庚金太白之象，故辟邪恶者宜之；乌雄鸡属木，乌雌鸡属水，故胎产宜之；黄雌鸡属土，故脾胃宜之。"

鸭　肉

【歌括】 鸭肉散寒，补虚劳怯，消水肿胀，退惊痫热。

【白话解】 鸭肉味甘性咸，性凉，归脾、胃、肺、肾经。功能滋阴养胃、补中益气、利水消肿，主治痨热骨蒸、咳嗽、水肿、病后虚热；又有消毒热、退惊痫的作用。

【用量用法】煮食或炖汤。

【按语】肠风下血者不宜食。

鲤　鱼

【歌括】鲤鱼味甘，消水肿满，下气安胎，其功不缓。

【白话解】鲤鱼味甘、平，归脾、肾、胃、胆经。有健脾和胃、下气利水之功，主治胃痛、泄泻、水湿肿满、小便不利、脚气、黄疸、咳嗽气逆；又有安胎、通乳之用，治疗妇科胎动不安、妊娠水肿、产后乳汁稀少。虽多用于食疗之品，利水下气的功效却颇为快捷。

【用量用法】蒸食或煮食、炖汤。

【按语】风热者忌服。

鲫　鱼

【歌括】鲫鱼味甘，和中补虚，理胃进食，肠澼泻痢。

【白话解】鲫鱼味甘性平，归脾、胃、大肠经。功能健脾和胃补虚，主治脾胃虚弱、纳少反胃及产后体虚缺乳、乳汁不行；利水消肿，治疗湿盛肠澼泄痢、水肿。

【用量用法】煮食或炖汤，或煅研入丸散。

【按语】鲫鱼还可解热邪、通血脉，治疗痈肿、瘰疬、牙疳等。其性和缓，利水而不燥，补脾而不濡，是食疗食补的常用之品。

驴　肉

【歌括】 驴肉微寒，安心解烦，能发痼疾，以动风淫。

【白话解】 驴肉味甘、酸，性微寒（现通常认为性平）。能够补益血气，主治劳损气血虚弱，又能安心气而除烦。因本品能动风、发痼疾，邪气未尽者不宜服。

【用量用法】 煮食。孕妇不宜服，又不宜与猪肉同食。

鳝　鱼

【歌括】 鳝鱼味甘，益气补中，能去狐臭，善散湿风。

【白话解】 鳝鱼味甘性温，归肝、脾、肾经。功能益气养血、补益中气，治疗虚劳、疳积、产后虚羸；祛风除湿，治疗风寒湿痹；又有去狐臭的作用。

【用量用法】 煮食，100～250 克；或捣肉为丸；或研末。外用剖片贴敷，可用于痔漏、臁疮。

【按语】 鳝鱼还有补肝肾、强筋骨的作用，治疗阳痿、腰痛、腰膝酸软，又可用于久痢肠滑，便下脓血。

白鹅肉

【歌括】 白鹅肉甘，大补脏腑，最发疮毒，痼疾勿与。

【白话解】 鹅肉味甘性平。功能益气补虚，补中气、和脏腑，主治虚羸、消渴。易发疮毒、痼疾，多食令人生疮疥，故患肿毒及痼疾者不宜服。

【用量用法】煮食。

【按语】湿热内蕴者不宜服。

犬肉

【歌括】犬肉性温，益气壮阳，炙食作渴，阴虚禁尝。

【白话解】犬肉味咸、酸，性温，归脾、胃、肾经。功能益气补虚、温补中下二焦，补脾暖胃、温肾壮阳填精，主治脾胃虚寒所致的脘腹胀满、饮食不化，以及肾阳虚衰所致的浮肿、腰膝酸软冷痛、阳痿。阴虚内热、素多痰火及热病者不宜服。

【用量用法】内服煮食。

【按语】《食疗本草》言其“不可炙食，恐成消渴”，此处“炙食作渴”应为此义。

鳖肉

【歌括】鳖肉性冷，凉血补阴，癥瘕勿食，孕妇勿侵。

【白话解】鳖肉味甘性寒（今通常认为性平），归肝经。功能滋阴补肾，清退虚热，主治虚劳羸瘦、骨蒸痨热、久疟、久痢、崩漏、带下诸证。孕妇勿食。

【用量用法】煮食，或入丸剂。

【按语】鳖甲有软坚散结之功，可用于癥瘕积聚，亦有以全鳖入药治疗癥瘕、瘰疬者，歌诀中言“癥瘕勿食”，未解何义。

芡 实

【歌括】芡实味甘，能益精气，腰膝酸痛，皆主湿痹。

【白话解】芡实味甘、涩，性平，归脾、肾经。功能益肾固精，治疗肾精亏虚所致的腰膝酸软疼痛；又可用于湿痹腰脊膝痛。

【用量用法】煎服，9～15 克。

【按语】芡实味涩长于收敛，常用于肾虚不固所致的遗精、滑精，脾虚湿盛所致的久泻不愈。妇科一方面可以补虚固涩，治疗脾肾两虚所致的带下清稀量多；另一方面又能除湿止带，配伍清热利湿之品后可用于湿热带下黄稠者，故对于虚证、实证的带下证均有良好疗效，是妇科带下证的常用药。

石莲子

【歌括】石莲子苦，疗噤口痢，白浊遗精，清心良剂。

【白话解】石莲子味甘、涩、微苦，性寒，归脾、胃、心经。功能清热利湿、开胃进食，是治疗热毒噤口痢的要药；涩精止遗，治疗遗精、淋浊、带下；清心除烦止渴，是治疗热病烦渴，及虚火上炎所致五心烦热的良药。

【用量用法】煎服，9～12 克。清利湿热生用，清心宁神连心用。

藕

【歌括】藕味甘甜，解酒清热，消烦逐瘀，止吐衄血。

【白话解】藕味甘性寒，归心、肝、脾、胃经。功能清热生津除烦，治疗热病烦渴及病后虚渴；能解酒毒；凉血散瘀，治疗瘀血不散诸证；兼能止血，止血而无留瘀之患，常用于呕血、吐血、衄血、下血诸血证。

【用量用法】内服生食、捣汁或煮食。

龙眼肉

【歌括】龙眼味甘，归脾益智，健忘怔忡，聪明广记。

【白话解】龙眼肉味甘性温，归心、脾经。功能补益心脾、养血安神，用于思虑过度、劳伤心脾、惊悸怔忡、失眠健忘，以及年老体衰或产后、大病之后的气血亏虚、倦怠乏力、面色不华。

【用量用法】煎服，9～15克；大剂量可用30～60克。

【按语】湿盛中满或痰饮、热盛者忌服。

莲　须

【歌括】莲须味甘，益肾乌须，涩精固髓，悦颜补虚。

【白话解】莲须味甘、涩，性平，归肾、肝经。功能清心益肾、涩精固髓，乌须发、悦颜色、补虚损，治疗遗精、尿频、遗尿及带下、吐血、崩漏。

【用量用法】煎服，3～9克，或入丸散。

柿　子

【歌括】柿子气寒，能润心肺，止渴化痰，涩肠止痢。

【白话解】柿子味甘、涩，性凉，归心、肺、大肠经。功能清热润肺、生津止渴、化痰解毒，主治咳嗽、吐血、热渴；又有涩肠之效，治疗肠澼、泻痢等证。

【用量用法】作食品或煎汤，或烧炭研末，或在未成熟时捣汁冲服。

【按语】虚寒及痰湿内盛者，禁食鲜柿；柿不可与蟹同食。

石榴皮

【歌括】石榴皮酸，能禁精漏，止痢涩肠，染须尤妙。

【白话解】石榴皮味酸、涩，性温，有小毒，归大肠经。能够涩精止遗，治疗遗精、滑精；涩肠止泻，为久泻久痢的常用药。外用可染须发。

【用量用法】煎服，3～9克。入汤剂生用，入丸散多炒用，止血多炒炭用。

【按语】石榴皮还能收敛止血，治疗便血、崩漏、妊娠下血不止；涩精止带，用于妇科带下量多；又有杀虫作用，用于治疗蛔虫、蛲虫、绦虫等虫积腹痛。

陈仓米

【歌括】陈仓谷米，调和脾胃，解渴除烦，能止泻痢。

【白话解】陈仓米味甘、淡，性平，归脾、胃、大肠经。功能补中益气、调和脾胃，主治脾胃虚弱、食少乏力；又可祛湿热、除烦渴，治疗热病烦渴；利小便、止泄痢，治疗泄泻、噤口痢。

【用量用法】煎汤，或入丸散。

【按语】陈仓米，即多年陈积于仓而未用的粳米，取其陈，则气味俱尽，冲淡甘平，最宜调和脾胃。

莱菔子

【歌括】莱菔子辛，喘咳下气，倒壁冲墙，胀满消去。

【白话解】莱菔子味辛、甘，性平，归肺、脾、胃经。功能降气化痰、止咳平喘，特别适用于咳喘痰壅，胸闷兼食积者；长于消食化积，尤善行气消胀，用于食积气滞所致的脘腹胀满疼痛，行气导滞力强，如倒壁冲墙之势。

【用量用法】煎服，6～9克。消食下气化痰宜炒用；古方中载有单用生品研服以涌吐风痰。

【按语】莱菔子辛散耗气，气虚及无食积者慎用。又，不宜与人参同用。

芥　菜

【歌括】芥菜味辛，除邪通鼻，能利九窍，多食通气。

【白话解】芥菜味辛性温，归肺、胃、肾经。功能除邪气、止咳嗽，利肺豁痰，治疗寒饮咳嗽、痰滞气逆、胸膈满闷；和中通窍，利九窍、明耳目，多食有通气之功。

【用量用法】内服煎汤，9～15克，或鲜品捣汁。外用煎水熏洗或烧存性研末敷患处。

【按语】芥菜又有消肿散结的作用，可内服，亦可外用，治疗牙龈肿烂、乳痈、痔肿、冻疮、漆疮等。

浆　水

【歌括】 浆水味酸，酷热当茶，除烦消食，泻痢堪夸。

【白话解】 浆水味酸、甘，性微温。功能调中和胃、生津止渴，暑季代茶饮有清暑除烦之效，又能消食止渴、开胃止呕、调和脏腑，用于伤食泻痢、霍乱吐泻、呕哕。

【用量用法】 饮用或以之煎药。

沙　糖

【歌括】 沙糖味甘，润肺利中，多食损齿，湿热生虫。

【白话解】 沙糖即砂糖，味甘性微温，有润肺、调和脾胃的作用。但多食会损伤牙齿，且甘温能助湿生热、生虫，故不宜过食。

【用量用法】 10～15 克，冲服。

饴　糖

【歌括】 饴糖味甘，和脾润肺，止渴消痰，中满休食。

【白话解】 饴糖味甘性温，归脾、胃、肺经。功能补脾益气，用于脾气虚弱者；润肺止咳，治疗咽喉干燥、喉痒咳嗽，又有消痰止嗽之功；润燥生津而能止渴，并可用于便秘。因有助湿壅中之弊，湿阻中满者不宜服。

【用量用法】 饴糖又能缓急止痛，宜于脾胃虚寒所致的脘腹疼痛。入汤剂须烊化冲服，每次 15～20 克。

麻　油

【歌括】麻油性冷，善解诸毒，百病能除，功难悉述。

【白话解】麻油又称胡麻油、脂麻油、香油，味甘性凉。长于解毒，外用可解毒生肌，治疗疮肿、溃疡、疥癣、皮肤皲裂，内服对于解热毒、食毒、虫毒均有一定疗效。因其甘润滑利，能够润肠通便，治疗肠燥便秘，并能催生利产用于胞衣不下。应用广泛，难以尽述。

【用量用法】内服生用或熬熟，外用涂搽。

【按语】脾虚便溏者忌服。

白　果

【歌括】白果甘苦，喘嗽白浊，点茶压酒，不可多嚼。

【白话解】白果味甘、苦、涩，性平，有毒，归肺经。功能敛肺化痰定喘，兼有一定化痰之功，治疗哮喘痰嗽，尤适于喘咳日久痰多者。又能固涩下焦，止带缩尿，治疗带下、白浊、遗精、尿频、遗尿；生食又有解酒的作用。因本品有毒，不可多用，小儿尤其应当注意。

【用量用法】煎服，6 ~ 9 克，捣碎。外用捣敷或切片涂，可用于肿毒、癣疮。

胡　桃

【歌括】胡桃肉甘，补肾黑发，多食生痰，动气之物。

【白话解】胡桃肉又称核桃仁，味甘性温，归肾、肺、大肠经。功能补肾，治疗肾精亏虚所致的须发早白；又能温补肾阳，治疗肾阳虚衰所致的腰痛脚弱、小便频数。多食动气生痰，阴虚火旺、痰热咳嗽者不宜服。

【用量用法】煎服，10～30克。

【按语】胡桃肉长于补肺肾、定喘咳，又可用于肺肾不足、肾不纳气的虚喘证，以及肺虚久咳气喘；还可润肠通便，治疗肠燥便秘。补肾温肺作用较弱，多入复方与他药配伍而用。

梨

【歌括】梨味甘酸，解酒除渴，止嗽消痰，善驱烦热。

【白话解】梨味甘、微酸，性凉，归肺、胃经。有解酒的作用，用于酒后烦渴者；功能润肺化痰，对于肺燥咳嗽、痰热喘咳均有较好疗效；清热生津除烦，可用于热病津伤烦渴、消渴等。

【用量用法】煎服，15～30克；或生食1～2枚；或捣汁；或蒸服；或熬膏。

【按语】脾虚便溏、肺寒咳嗽及产妇慎服。

榧实

【歌括】榧实味甘，主疗五痔，蛊毒三虫，不可多食。

【白话解】榧实味甘性平，归胃、大肠经。功能润肠通便，用于肠燥便秘以及痔疮；且甘平而不伤胃，又有杀虫消积之功，可用于蛔虫、钩虫、绦虫、姜片虫等多种肠道寄生虫引起的虫积腹痛。不可过量食用。

【用量用法】煎服，9～15 克；或炒熟嚼服，一次 15 克。驱虫宜用大剂量，顿服；治疗便秘、痔疮宜小量常服。

【按语】脾虚泄泻及肠滑大便不实者慎服。

竹 茹

【歌括】竹茹止呕，能除寒热，胃热咳哕，不寐安歇。

【白话解】竹茹味甘性微寒，归肺、胃经。功能清胃降逆止呕，为治疗热性呕逆之要药，可用于胃热呕吐、妊娠胎热恶阻；又可用于痰火内扰所致的胸闷痰多、心烦不寐。

【用量用法】煎服，6～12 克。清化热痰多生用，止呕多姜汁炙用。

【按语】竹茹长于清热化痰，治疗肺热咳嗽痰黄稠者；还有凉血止血的作用，可用于吐血、衄血、崩漏等。

竹 叶

【歌括】竹叶味甘，退热安眠，化痰定喘，止渴消烦。

【白话解】竹叶味甘、辛、淡，性寒，归心、胃、小肠经。长于清心泻火除烦，并能清胃生津止渴，治疗热病伤津、烦热口渴，以及热病后期，气津两伤而余热未清，心烦不寐。又主胸中痰热，治疗咳逆上气，化痰作用较弱。

【用量用法】煎服，6～15 克；鲜品 15～30 克。

【按语】竹叶上能清心火，治疗心火上炎之口舌生疮；下能利小便，治疗心移热于小肠所致的小便短赤涩痛。

竹　沥

【歌括】竹沥味甘，阴虚痰火，汗热渴烦，效如开锁。

【白话解】竹沥味甘性寒，归心、肺、肝经。性寒滑利，清热豁痰力强，治疗痰热咳喘、痰黄质稠，以及阴虚火旺痰黏难咯者，顽痰胶结者最宜；又能清热除烦，治疗胸中大热烦闷。疗效如开锁般快捷。

【用量用法】30～50克，冲服，或熬膏服。

【按语】竹沥还有定惊利窍之功，用于中风痰迷、惊痫癫狂。因性寒滑，寒痰及便溏者慎用。

竹茹、竹沥、天竺黄均来源于竹，且皆性寒，有清热化痰的作用。竹茹是竹茎的中间层，竹沥是竹秆经火烤后流出的淡黄色澄清汁液，天竺黄是竹杆内分泌液干燥后的块状物。其中竹沥、天竺黄有定惊的作用，尤以天竺黄力量为胜；竹沥清热涤痰力强；竹茹长于清心除烦。

莱菔根

【歌括】莱菔根甘，下气消谷，痰癖咳嗽，兼解面毒。

【白话解】莱菔根即莱菔，味辛、甘，性平，归脾、胃、肺、大肠经。功能消食下气，主治消化不良、食积胀满、吞酸、反胃，长于消导面食积滞；化痰止咳，治疗痰热咳嗽、咽喉不利。

【用量用法】生食捣汁饮，30～100克；或煎汤、煮食。外用捣敷、捣汁涂，或煎水洗，可治疗疔疮肿疡、损伤瘀肿，烫伤及冻疮。

【按语】莱菔还有止血的作用，治疗咳血、吐血、衄血、便血等出血证。

灯心草

【歌括】灯草味甘，能利小水，癃闭成淋，湿肿为最。

【白话解】灯心草味甘、淡，性微寒，归心、肺、小肠经。功能利尿通淋、清心降火，多与其他利水药同用，治疗小便不利、癃闭、淋沥涩痛、湿盛肿满。

【用量用法】煎服，1～3克。口舌生疮可用灯心炭研末外敷。

【按语】灯心草又可利水泄热，引心火下行，用于心火上扰所致的心烦失眠、小儿夜啼、口舌生疮。《药品化义》言："世疑轻淡之物，以为力薄而忽略之，不知轻可去实，淡主于渗，惟此能导心肺之热，自上顺下，通调水道，下输膀胱，其力独胜。"

艾　叶

【歌括】艾叶温平，驱邪逐鬼，漏血安胎，心痛即安。

【白话解】艾叶味辛、苦，性温，有小毒，归肝、脾、肾经。功能温经止血，适用于多种虚寒性的出血证，尤其适用于崩漏下血；散寒调经，治疗妇科下焦虚寒或寒客胞宫所致的月经不调、痛经；为安胎要药，治疗妊娠胎动不安、胎漏下血证属虚寒者；又可用于寒凝所致的心痛。

【用量用法】煎服，3 ~ 9 克。温经止血宜炒炭用，余生用。

【按语】艾叶性温，可配伍生地、生柏叶等清热凉血药，治疗血热妄行所致的吐血、衄血、咯血等多种出血证，既可加强止血，又可防大队寒凉药物而致凉遏留瘀之弊。故为各种寒、热出血证的常用药。

绿 豆

【歌括】绿豆气寒，能解百毒，止渴除烦，诸热可服。

【白话解】绿豆味甘性寒，归心、肝、胃经。能解诸毒，如金石丹火药毒、酒毒、烟毒、煤毒等，可用于砒霜、附子、巴豆中毒不久者，以及食物中毒。又能清暑热、静烦热、润燥热、解毒热，暑热烦渴、感冒发热、痰热哮喘、头痛目赤、口舌生疮、疮疡肿毒诸热症均可服用。

【用量用法】内服煎汤，15 ~ 30 克，大剂量可用 120 克，或研末，或生研绞汁。外用研末调敷。

【按语】药用不可去皮，脾胃虚寒滑泄者慎服。

川 椒

【歌括】川椒辛热，祛邪逐寒，明目杀虫，温而不猛。

【白话解】以四川产者为佳，故得名，又称蜀椒，味辛性温，归脾、胃、肾经。功能温中燥湿、散寒止痛、止呕止泻，用于驱除寒邪，治疗寒邪客胃所致的中寒腹痛，脾胃虚寒所致的腹痛、呕吐、不思饮食，以及寒湿吐泻；有明目的作用；又能杀虫止痒，治疗虫积腹痛、湿疹、阴痒。性能温中而不峻烈。

【用量用法】 内服煎汤，3～6 克，或入丸散。外用煎水洗或含漱，或研末调敷。

【按语】 川椒辛热纯阳，无处不达，上达于肺，中入于脾，下至命门，故祛邪逐寒之用颇为广泛。

胡 椒

【歌括】 胡椒味辛，心腹冷痛，下气温中，跌仆堪用。

【白话解】 胡椒味辛性热，归胃、大肠经。功能温中散寒，治疗胃寒脘腹冷痛、呕吐泄泻；下气行滞，宽胸消痰，治疗痰气郁滞、蒙蔽清窍所致的癫痫、突然昏仆、不醒人事。

【用量用法】 煎服，2～4 克；研末服，每次 0.6～1.5 克。

【按语】 胡椒作调味品，有开胃进食的作用。

石 蜜

【歌括】 石蜜甘平，入药炼熟，益气补中，润燥解毒。

【白话解】 石蜜味甘性平，归肺、脾、大肠经。入药须先炼熟，能够益气补脾健胃，兼能缓急止痛，适用于脾胃虚弱所致的胃脘挛急疼痛；有润燥之功，用于肠燥便秘、肺燥干咳；并有解毒之效，缓和乌头、附子等毒性药物的药性。

【用量用法】 冲调内服，9～30 克，或入丸剂。外用适量。

【按语】 本品外涂疮肿、烫伤，有解毒并保护创面的作用。在中药炮制中，蜜炙是常用的一种炮制方法，如款冬花、百部、枇杷叶蜜炙后可增强润肺止咳的作用；甘草、黄芪蜜炙后可增强补益之功；马兜铃蜜炙后可以矫味；麻黄蜜炙后可缓和药性并增强止咳平喘之效等等。滋补丸药多为蜜丸，取其有补养、矫味、防腐、粘合及缓和药性的作用。

马齿苋

【歌括】 马齿苋寒，青盲白翳，利便杀虫，癥痈咸治。

【白话解】 马齿苋味酸性寒，归肝、大肠经。有清热解毒、凉血止痢、杀虫之功，可用于热毒炽盛引起的视物不清或目生翳障；治疗热毒血痢、产后血痢、大肠湿热之里急后重，是痢疾的常用药；又有清凉消肿之效，内服或外敷可治疗血热毒盛所致的痈肿疮疡、丹毒肿痛。

【用量用法】 煎服，9～15克，鲜品30～60克。外用适量，捣敷患处。

【按语】 脾胃虚寒、肠滑泄泻者忌服。

葱　白

【歌括】 葱白辛温，发表出汗，伤寒头痛，肿痛皆散。

【白话解】 葱白味辛性温，归肺、胃经。功能发汗解表，治疗风寒感冒头痛之轻证；又能通阳散结、解毒消肿，外敷可治疗乳房胀痛、乳痈及各种疮痈肿毒。

【用量用法】 煎服，3～9克。外用适量。

【按语】 葱白辛温而不燥烈，发汗而不峻猛，药力较弱，解表用于风寒轻证，治疗风寒重证须与其他解表药配伍而用。又有宣通阳气的作用，治疗阴盛格阳，症见肢冷脉微、面赤、下利、腹痛。捣烂外敷脐部，再施温熨，可治疗寒凝气化不利所致的小便不通。

胡荽

【歌括】胡荽味辛，上止头痛，内消谷食，痘疹发生。

【白话解】胡荽味辛性温，归肺、胃经。上能解表，发汗力弱，可用于风寒感冒轻证头痛者；外能透疹，内服或煎汤外洗，主治风寒束表，痘疹透发不畅；内能开胃消食，治疗饮食积滞、胃纳不佳。

【用量用法】煎服，3~6克。外用适量。

【按语】热毒壅盛者忌服。

韭

【歌括】韭味辛温，祛除胃热，汁清血瘀，子医梦泄。

【白话解】韭菜味辛性温，归肾、胃、肺、肝经。功能温中散寒，治疗胃寒腹痛、噎膈反胃；又能温肾助阳，治疗肾虚阳痿。韭汁长于散瘀止血，治疗胃脘瘀血作痛，跌仆损伤瘀血不散积聚，以及吐血、唾血、呕血、衄血、尿血、金疮出血等血证。韭子长于补益肝肾、壮阳固精，主治肾阳亏虚所致的阳痿、腰膝酸软、遗精、尿频、尿浊、带下清稀。

【用量用法】韭菜捣汁内服，60~120克，或煮粥、炒熟、作羹。外用捣敷或煎水熏洗。韭子煎服6~12克，或入丸散。

【按语】韭菜外用有解毒散结之效，可用于痔疮、乳痈、痈疮肿毒、疥疮、漆疮。

大　蒜

【歌括】大蒜辛温，化肉消谷，解毒败痈，多用伤目。

【白话解】大蒜味辛性温，归脾、胃、肺经。功能健脾温胃、消化肉食谷物，治疗脘腹冷痛、食欲不振、食积不化；外用或内服，均有解毒、杀虫、消肿的作用，用于痈肿疔毒、疥癣。多用伤目，肝热目疾及阴虚火旺、口舌诸患均不宜用。

【用量用法】内服5～10克，或生食，或制成糖浆服。外用适量，捣敷、切片擦。此外，隔蒜灸是间接灸的一种常用灸法。

【按语】外用可引起皮肤发红、灼热甚至起泡，故不可久敷。

食　盐

【歌括】食盐味咸，能吐中痰，心腹卒痛，过多损颜。

【白话解】食盐味咸性寒，归胃、肾、大肠、小肠经。有涌吐的作用，用于食停上脘、心腹胀痛、胸中痰癖、痰涎壅盛。过多食用使肤色黑，不利养颜。

【用量用法】内服沸汤溶化，0.9～3克；作催吐用9～18克，宜炒黄。外用炒热熨敷，或水化点眼、漱口、洗疮。

【按语】本品又有凉血解毒之功，可用于尿血、齿衄、喉痛、牙痛、目翳、疮疡、毒虫螫伤。另，盐炒热，布包熨脐下气海，可治疗阳脱虚证、四肢厥冷、脘腹冷痛以及二便不通。

茶

【歌括】 茶茗性苦，热渴能济，上清头目，下消食气。

【白话解】 茶叶味苦、甘，性凉，归心、肺、胃、肾经。功能清热除烦，治疗热证心烦口渴；上能清利头目，治疗头痛、目昏、目赤、多睡善寐、风热感冒；下能消食化痰，治疗食积、口臭、痰喘、癫痫。

【用量用法】 内服煎汤，3～10克，或入丸散。外用研末调敷或鲜品捣敷。

【按语】 茶叶还有利尿、解毒之功，治疗小便不利、泻痢、喉肿，外用可治疗疮疡肿毒、水火烫伤。

酒

【歌括】 酒通血脉，消愁遣兴，少饮壮神，过多损命。

【白话解】 酒味甘、苦、辛，性温，有毒，归心、肝、肺、胃经。功能温通血脉，主治风寒痹痛、筋脉挛急、胸痹心痛、脘腹冷痛。少饮可和血行气、壮神御寒、怡情消愁；多饮则伤神耗血、损胃亡精、生痰动火，伤身殒命。

【用量用法】 内服适量，温饮；或与药同煎；或浸药，多用于风寒湿痹。

【按语】 酒有行药势的作用，能够活血通脉、温经散寒，并能引药上行。如治疗胸痹的名方瓜蒌薤白白酒汤，就是取酒温通之效。酒有多种，《本草求真》言："酒性种类甚多，然总由水谷之精，熟谷之液，酝酿而成。故其味有甘有辛，有苦有淡，而性皆主热。”

醋

【歌括】醋消肿毒，积瘕可去，产后金疮，血晕皆治。

【白话解】醋味酸、甘，性温，归肝、胃经。功能散瘀消积，治疗癥瘕积聚、吐血、衄血、便血、金疮出血；用铁器烧红淬醋中熏鼻，可治疗产后血晕。

【用量用法】内服煎汤，10～30 毫升，或浸渍，或拌制。外用含漱，或调药敷，或熏蒸，或浸洗。

【按语】醋含漱可治疗牙疼，外洗可解毒消肿，用于痈肿疮毒。

乌 梅

【歌括】乌梅味酸，除烦解渴，霍痉泻痢，止嗽劳热。

【白话解】乌梅味酸、涩，性平，归肝、脾、肺、大肠经。能够生津止渴除烦，治疗虚热消渴；涩肠止泻止痢，是治疗久痢、久泻的常用药；敛肺止咳，用于肺虚久咳少痰或干咳无痰证。亦多用于霍乱心腹不安及疟疾。

【用量用法】煎服，3～9 克，大剂量可用至 30 克。外用适量，捣烂、或炒炭研末外敷。止泻止血宜炒炭用。

【按语】乌梅还有安蛔止痛、和胃止呕的作用，是安蛔之良药，乌梅丸即是以此为君药。外敷能消疮毒，治疗胬肉外突、头疮等。前 107 页乌梅重出，可参看。

淡豆豉

【歌括】淡豆豉寒，能除懊侬，伤寒头痛，兼理瘴气。

【白话解】淡豆豉味苦、辛，性凉，归肺、胃经。功能散邪除烦，治疗外感热病、邪热郁于胸中所致的心中懊侬、烦热不眠；发汗解表，疏散表邪之力颇为平稳，风寒、风热表证及温病初起均可配伍使用。此外，还兼有清除瘴气恶毒的作用。

【用量用法】煎服，6～12克。

莲　子

【歌括】莲子味甘，健脾理胃，止泻涩精，清心养气。

【白话解】莲子味甘、涩，性平，归脾、肾、心经。功能补益脾胃之气，又能涩肠止泻，治疗脾虚泄泻、食欲不振；有固涩之功，能益肾固精以治疗遗精、滑精，益气健脾以治疗脾虚或脾肾两虚所致的带下清稀量多；又能养心血、益肾气，交通心肾，治疗心肾不交所致的虚烦、心悸、失眠。

【用量用法】煎服，9～15克。去心打碎用。

【按语】莲子心味苦性寒，有清心安神、交通心肾、涩精止血的作用，主治热入心包、神昏谵语，心肾不交、失眠遗精，以及血热吐血证。

大　枣

【歌括】大枣味甘，调和百药，益气养脾，中满休嚼。

【白话解】大枣味甘性温，归脾、胃、心经。功能补中益气、养血安神，适用于脾气虚弱所致的倦怠乏力、便溏、消瘦、面色无华，以及心神失养所致的脏躁、失眠，如治疗脏躁的甘麦大枣汤（甘草、小麦、大枣）。

【用量用法】擘破煎服，6～15克。

【按语】大枣还可与部分药性峻烈或有毒的药物同用，以缓和毒烈之性，如十枣汤，就是以之与甘遂、大戟、芫花同用，以缓和三药的峻烈之性。

人　乳

【歌括】人乳味甘，补阴益阳，悦颜明目，羸劣仙方。

【白话解】人乳味甘、咸，性平，归心、肺、胃经。功能滋阴养血、补益元气、润燥止渴，主治虚劳羸瘦、精神衰乏、阴虚劳嗽、骨蒸盗汗、血虚经闭、大便燥结、噎膈等证；主补五脏，化气生肌而悦颜色，使皮肤润泽；点眼有明目之效，治疗目赤昏暗。是治疗虚羸的补养良药。

【用量用法】内服，新鲜乳汁趁热服。外用点眼。

童　便

【歌括】童便味凉，打扑瘀血，虚劳骨蒸，热嗽尤捷。

【白话解】童便味咸性凉，归肺、肝、肾经。功能止血消瘀，治疗跌打损伤、血瘀疼痛，以及劳伤咳血、吐血、衄血、产后血瘀等；滋阴降火，用于虚劳发热、骨蒸潮热；治疗肺热咳嗽咳血者尤为适宜。

【用量用法】取新鲜者温饮 1 ~2 杯，或和入汤药内服。

【按语】童便一般选取 10 岁以下健康男童的尿液。

生　姜

【歌括】生姜性温，通畅神明，痰嗽呕吐，开胃极灵。

【白话解】生姜味辛性温，归肺、脾、胃经。功能温肺散寒、化痰止咳，治疗肺寒咳嗽；温胃止呕，治疗胃寒呕吐，有“呕家圣药”之称，随证配伍可治疗多种呕吐；祛寒开胃，治疗脾胃虚寒、食欲不振。

【用量用法】煎服，3 ~9 克，或捣汁服。

【按语】生姜还有解表散寒之功，因作用较弱，用于风寒感冒轻证，或与其他解表药配伍而用。此外，还可解生半夏、生南星以及鱼蟹等食物中毒。

姜制药物是用生姜或姜汁炮制中药，是传统炮制方法的一种。药物经姜炮制后，多有抑制寒性、增强疗效、降低毒性的作用。如半夏、天南星、白附子，姜制后可降低毒性；厚朴姜制后能够消除“棘人喉舌”的副作用；黄连姜制后可抑制寒性；草果姜制后可消除副作用，同时又可减小不良气味；竹茹姜制后可增强止呕的作用。

附录

十八反歌

本草明言十八反，半蒌贝蔹及攻乌。
藻戟遂芫俱战草，诸参辛芍叛藜芦。

《儒门事亲》

注：十八反是中药配合禁忌的一类，两种药物同用，发生剧烈的毒性反应或副作用，称为相反。分别为乌头（川乌、附子、草乌）反半夏、瓜蒌（全瓜蒌、瓜蒌皮、瓜蒌仁、天花粉）、贝母（川贝、浙贝）、白蔹、白及；甘草反甘遂、京大戟、海藻、芫花；藜芦反人参、南沙参、丹参、玄参、苦参、细辛、芍药（赤芍、白芍）。

十九畏歌

硫黄原是火中精，朴硝一见便相争。
水银莫与砒霜见，狼毒最怕密陀僧。
巴豆性烈最为上，偏与牵牛不顺情。
丁香莫与郁金见，牙硝难合京三棱。
川乌草乌不顺犀，人参最怕五灵脂。
官桂善能调冷气，若逢石脂便相欺。

大凡修合看顺逆，炮爁炙煿莫相依。

《医经小学》

注：十九畏是中药配伍禁忌的一类，一种药物受到另一种药物的抑制，减低甚至完全失去功效，称相畏。分别为硫黄畏朴硝，水银畏砒霜，狼毒畏密陀僧，巴豆畏牵牛，丁香畏郁金，川乌、草乌畏犀角，牙硝畏三棱，肉桂畏赤石脂，人参畏五灵脂。

药名笔画索引

二　画

三　画

四画

五画

六画

七画

八画

九画

十画

十一画

十二画

十三画

十四画

十五画

十六画

十七画以上